Leben mit chronischen Schmerzen

Leben mit chronischen Schmerzen

Informationen zur Entstehung, Chronifizierung und Behandlung von Schmerzen. Ein Hilfe-Buch.

Florian A. Gebler

Quellwasser Verlag

Bibliografische Information der Deutschen Nationalbibliothek
Die Deutsche Nationalbibliothek verzeichnet diese Publikation in der Deutschen Nationalbibliografie; detaillierte bibliografische Daten sind im Internet über http://dnb.dnb.de abrufbar.

Gebler, Florian A.
Leben mit chronischen Schmerzen.

ISBN-13: 978-3-939641-03-2

Satz und Gestaltung: Florian A. Gebler
Einbandabbildung: Ilker Canikligil / shutterstock
Printed in Germany

Über den Autor

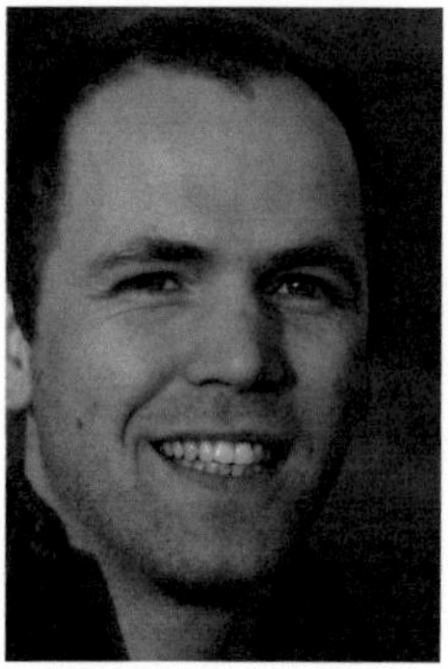

Florian A. Gebler, geboren 1978, ist Diplom Psychologe mit Zusatzausbildung in Logotherapie und Existenzanalyse nach Viktor E. Frankl. Er arbeitete mehrere Jahre an einem interdisziplinären Schmerzzentrum, wo er Patienten mit chronischen Schmerzen in Einzel- und Gruppentherapie betreute. Heute ist er auf Teilzeitbasis in einer psychosomatischen Klinik tätig sowie selbstständig in privater Praxis. Seine Schwerpunkte liegen in der Begleitung von Menschen mit chronischen Schmerzen, Ängsten, Stress sowie Lebens- und Sinnkrisen. Zahlreiche Veröffentlichungen zum Thema Schmerz und existenzielle Psychotherapie.

Florian A. Gebler freut sich immer über Rückmeldungen, Anregungen und Verbesserungsvorschläge:

Florian A. Gebler
Münchener Str. 13
D- 87645 Schwangau
info@quellwasser-verlag.de

Inhaltsverzeichnis

Hoffnung
ist nicht die Überzeugung,
dass etwas gut ausgeht,
sondern die Gewissheit,
dass etwas einen Sinn hat,
egal wie es ausgeht.

(Vaclav Havel)

Einleitung

Dieses Buch ist in erster Linie für die Menschen geschrieben, die an chronischen Schmerzen leiden. Es richtet sich aber auch an deren Angehörige sowie an alle Menschen, die an diesem Thema Interesse haben. Obwohl es viele verschiedenen Arten von chronischen Schmerzen gibt, so haben diese doch in der Regel viele Gemeinsamkeiten. Zunächst natürlich der anhaltende Schmerz an sich, der beispielsweise als quälend, auszehrend, ängstigend, einschränkend, zerstörerisch oder unvorhersehbar erlebt wird. Weiter aber auch die mit dem Schmerz verbundenen Konsequenzen. Ganz unmittelbar leidet das subjektive Wohlbefinden. Der chronische Schmerz zwingt die betroffenen Menschen oft zu Einschränkungen in ihrem Leben: Beeinträchtigungen am Arbeitsplatz, Einschränkungen im Familienleben und in der Partnerschaft, das Aufgeben von geliebten Aktivitäten und Hobbys, sozialer Rückzug, körperliche Inaktivität, finanzielle Verluste – all das ist häufig mit chronischen Schmerzen verbunden. Hinzu kommt oft Unverständnis von Seiten der Umwelt, nicht selten in Kombination mit latenten Vorwürfen von Wehleidigkeit oder gar nur ein Simulant zu sein. Das Leben droht vollkommen aus den Fugen zu geraten und zu scheitern.

Dieses Buch möchte vor allem dort Hilfe leisten, wo es aus meiner Sicht am nötigsten ist: bei der Förderung von Verständnis. Obwohl Schmerz eine Alltagserfahrung ist, wissen sehr viele Menschen fast nichts darüber, wie Schmerzen entstehen. Nur wenige Menschen wissen, dass es so etwas wie chronische Schmerzen gibt und noch weniger wissen, dass es grundlegende Unterschiede zwischen akuten und chronischen Schmerzen gibt. Menschen mit chronischen Schmerzen erfahren nicht nur von Seiten ihrer Umwelt Unverständnis sondern verstehen auch oft selbst nicht, was mit ihnen los ist und weshalb sie unter den anhaltende Schmerzen leiden. Dies kann zu erheblichen Selbstzweifeln und Selbstunsicherheit führen. Weiter führt dies aber auch dazu, dass die Betroffenen keinerlei Vorstellung davon haben, was ihnen helfen kann und wie sie mit den Schmerzen umgehen sollen. Sie erleben sich vollkommen ausgeliefert an medizinische Untersuchungen, Diagnosen und Behandlungsversuche. Da diese nur selten erfolgreich sind und im Gegenteil häufig eine Verschlimmerung der Schmerzen nach sich ziehen, folgt eine tiefe Verunsicherung und Hoffnungslosigkeit. Verständnis für sich und die Schmerzen ist der erste und wichtigste Schritt bei der Bewältigung chronischer Schmerzen.

Sie finden daher zunächst einige grundlegende Informationen zu dem Phänomen Schmerz – seinem Sinn, seiner Entstehung sowie verschiedenen Faktoren, die zu einer Chronifizierung beitragen können. Ein gutes Verständnis von Schmerzen kann viel dazu beitragen, dass man mit Schmerzen besser umgehen kann. Die Schmerzen werden dann häufig als weniger bedrohlich wahrgenommen, man kann angemessener auf sie reagieren und ihnen mit mehr Mut und Hoffnung begegnen. Aus einem guten Schmerzverständnis leiten sich dann auch grundlegende Strategien ab, wie Schmerzen beeinflusst und reduziert werden können. Bewährte Ansätze und Strategien zur Schmerzbewältigung werden kurz dargestellt und diskutiert. Nicht zuletzt soll aber auch deutlich werden, dass chronische Schmerzen häufig nur zu einem gewissen Grad beeinflussbar sind und es daher auch darum gehen muss, wie trotz und mit den Schmerzen ein zufriedenstellendes und erfülltes Leben möglich sein kann.

Bei chronischen Schmerzen ist es der betroffene Mensch selbst, der den entscheidenden Anteil an einem Heilungsprozess leisten muss. Er ist es, der die Schmerzen ertragen und bis zu einem gewissen Grad akzeptieren muss, der den Schmerzen trotzen, sie bewältigen und ihnen einen Sinn abringen kann. Es geht darum, seinem Schicksal ins Auge zu sehen, ihm auf Augenhöhe zu begegnen, zu akzeptieren was nicht zu ändern ist, gleichzeitig das zu verändern, was möglich ist, und trotz allem sein Leben zu bejahen und sinnvoll zu gestalten. Dazu möchte dieses Buch Mut machen.

Das Phänomen Schmerz

Die Welt ist gefährlich! Im Alltag lauern viele kleine und große Gefahren, wie eine heiße Herdplatte, ein scharfes Messer, ein ätzender Haushaltsreiniger, eine gereizte Wespe, Glatteis auf dem Fahrradweg und vieles mehr. Unser Körper tut sein Möglichstes, um uns vor diesen Gefahren zu schützen. Und dafür hat er ausgefeilte Systeme entwickelt. Eines dieser Systeme ist unser Schmerzsystem. Schmerzen sind eine hoch entwickelte Sinneswahrnehmung, eine Art „Gefahrenmeldesystem", dessen Aufgabe darin besteht, uns vor drohenden oder tatsächlichen Gefahren zu warnen. Im Folgenden wollen wir versuchen, drei zentrale Fragen zu beantworten:

- *Was ist Schmerz?*
- *Weshalb gibt es Schmerzen?*
- *Wie entsteht Schmerz?*

Was ist Schmerz?

Diese Frage mag verwundern. Eigentlich weiß doch jeder was Schmerzen sind – es tut halt einfach weh. Aber der Wissenschaft ist das zu einfach und ungenau – sie hat es gerne komplizierter und genauer. Die „Internationale Gemeinschaft zur Erforschung von Schmerz“ definiert Schmerz so:

> *Schmerz ist ein unangenehmes Sinnes- und Gefühlserlebnis, das mit einer tatsächlichen oder drohenden Gewebeschädigung verbunden ist oder in Begriffen einer solchen Schädigung beschrieben wird.*

Es mag erstaunen, dass man eine Alltagserfahrung wie Schmerz mit einem solchen Satzungeheuer beschreiben muss. Allerdings hat das auch einen guten Grund. Schmerz ist bei weitem nicht so einfach wie es das Alltagsverständnis nahelegt, und selbst diese ausführliche Definition erfasst nicht alle Aspekte von Schmerz. Aber darauf kommen wir später. Zunächst wollen wir uns diese Definition genauer ansehen.

Schmerz ist unangenehm – das ist banal. Schmerz ist ein Sinnes- und Gefühlsereignis – jetzt wird es spannend. Mit dieser Feststellung wird ein langer Streit beigelegt, bei dem es um die Frage ging, ob Schmerz eine Sinnesempfindung oder ein Gefühl ist. Eine Sinnesempfindung ist ein körperlicher Vorgang, ein Gefühl gehört der Welt der Psyche an. Mit diesem Teil der Definition wird also zum Ausdruck gebracht, dass Schmerz beides ist – sowohl ein körperliches als auch ein seelisches Phänomen. Schmerz ist weiter mit einer tatsächlichen oder drohenden Gewebeschädigung verbunden – da greifen wir dem Abschnitt über die Entstehung von Schmerz schon ein wenig vor. Schmerz entsteht normalerweise als Antwort auf tatsächliche oder drohende Gewebeschädigung. Die Definition geht hier jedoch weiter und fährt fort: „oder wird in Begriffen einer solchen Schädigung beschrieben.“ Das heißt, eine (drohende) Gewebeschädigung muss nicht notwendigerweise vorhanden sein. Damit wird diese Definition der Erfahrung gerecht, dass Schmerzen nicht immer mit Gewebeschädigungen zusammenhängen – auch auf diesen schwer verständlichen Umstand werden wir später noch eingehen. Jedenfalls wird der Schmerz auch dann, wenn keine Schädigungen vorliegen, in den Begriffen einer solchen Schädigung beschrieben, weil wir es einfach so wahrnehmen – es fühlt sich so an, wie wenn das Gewebe geschädigt wäre.

Einige Forscher kritisieren an dieser Definition, dass sie die Funktionen und Konsequenzen von Schmerz zu wenig beachtet. Schmerz kann jedoch nicht verstanden werden, wenn außer Acht gelassen wird, weshalb es ihn gibt – für was er gut ist und was er bewirkt. Eine Funktion von Schmerz wird in der Definition zwar angerissen, insofern Schmerz etwas mit (drohender) Gewebeschädigung zu tun hat, aber es wird nicht tiefer darauf eingegangen. Darum wollen wir das nun tun.

Weshalb gibt es Schmerzen?

Die grundlegende Funktion von Schmerz wurde bereits mehrfach erwähnt: Schmerz ist ein Alarmsystem. Schmerz ist eine umfassende Reaktion des gesamten Organismus, mit dem Ziel, schützende und heilungsfördernde Maßnahmen in Gang zu setzten. Er hilft Gefahren zu erkennen und ihnen vorzubeugen. Schmerzen sind unangenehm, so dass eigentlich niemand Schmerzen haben möchte – und gerade das macht sie so effektiv: an schmerzhafte Erfahrungen wird man sich wahrscheinlich lange erinnern, selbst wenn es sich um einmalige Erfahrungen handelt. Dies kann dazu führen, dass man denselben Fehler nicht zweimal macht, dass die Gefahr beim nächsten Mal schneller erkannt und besser eingeschätzt wird. Schmerz ist jedoch nicht nur ein individuelles Alarmsystem, sondern auch ein soziales Alarmsystem. Schmerzen sollen möglichst auch die Mitmenschen vor möglicher Gefahr warnen. Schmerz ist daher auch als ein kommunikatives Ereignis zu sehen, nicht nur als eine private Erfahrung.

Schmerzen sind ein wichtiger Teil unseres Lebens. Sie sind normal und sinnvoll. Wie wichtig dieses System für unsere Gesundheit ist, wird deutlich, wenn dieses Alarmsystem fehlerhaft ist oder gar nicht funktioniert. Beispielsweise gibt es bösartige Krebstumore, die keine Schmerzen verursachen. Die Folge ist, dass man diese zu spät entdeckt. Ein anderes Beispiel ist eine kleine Gruppe von Menschen (ca. einer von 125 Millionen), die aufgrund eines Gendefekts eine angeborene Schmerzunempfindlichkeit haben – diese Menschen verfügen über keine Schmerzwahrnehmung. Sie nehmen daher Verletzungen und Erkrankungen oft nicht rechtzeitig war. Eine junge Frau mit angeborener Schmerzunempfindlichkeit hat sich beispielsweise Verbrennungen 3. Grades zugezogen, weil sie sich längere Zeit auf einen heißen Heizkörper setzte, um aus dem Fenster zu schauen. Sie starb im Alter von 29 Jahren, jedoch nicht an solchen extremen Ereignissen, sondern aufgrund von Infektionen und Entzündungen von Haut, Knochen und Gelenken. Der Mangel an Rückmeldung durch Schmerzen führte zu einer ständigen körperlichen Überlastung und Fehlbelastung. Dieses Beispiel sollte deutlich machen, dass es nicht wünschenswert ist, schmerzunempfindlich zu sein, weil dadurch ein überlebenswichtiges Warnsystem verloren geht.

Um seine Funktion als Warnsystem ausüben zu können, muss der Schmerz eine bestimmte Eigenschaft haben: er muss sich in das Bewusstsein drängen können. Selbst wenn wir gerade intensiv mit etwas anderem beschäftigt sind, muss er es schaffen unsere Aufmerksamkeit zu gewinnen, und das möglichst schnell. Die Aufgabe des Schmerzes ist es ja, Informationen über Gefahren zu liefern, die noch nicht bekannt sind. Seine Botschaft lautet: Aufgepasst, es gibt Gefahr! Es ist jetzt viel wichtiger der Gefahr ins Auge zu sehen als mit der alten Tätigkeit fortzufahren! Die Schmerzempfindung beansprucht einen großen Teil unserer Aufmerksamkeit und zwingt uns dazu, uns mit dem Problem zu beschäftigen und etwas dagegen zu unternehmen. Meist ist es auch nicht so schwer, den Grund für eine Schmerzempfindung zu erkennen. Alltägliche Schmerzen, die in Folge von beispielsweise Insektenstichen, Verstauchungen oder Fehlhaltungen auftreten, können in der Regel ganz einfach mit den zugrunde liegenden Gewebereizungen oder Gewebeschäden in Verbindung gebracht werden. Diese normale Alltagserfahrung, bei der wir Schmerzen mit einer klaren organischen Ursache verbinden können, führt zu einem einfachen Alltagsverständnis der Schmerzentstehung. Dieses einfache Modell wollen wir uns im nächsten Abschnitt ansehen. Danach werden wir das Modell erweitern, da dieses einfache Modell viele Schmerzphänomene nicht hinreichend erklären kann.

Schmerzentstehung – Einfaches Modell

Bisher haben wir uns damit beschäftigt, wie Schmerz definiert wird und weshalb es ihn gibt. Nun geht es darum, wie diese unangenehme Erfahrung entsteht. Zwangsläufig werden im Folgenden einige grundlegende biologische Abläufe beschrieben. Es hält sich jedoch in überschaubaren Grenzen und ich bemühe mich zudem anschaulich zu schreiben.

Die Grundlage unserer Wahrnehmung sind Nervenzellen. Nervenzellen sind für die Leitung von Informationen zuständig und die Vermittlung dieser Informationen geschieht in Form eines chemisch-elektrischen Signals. Dabei besteht die Information einer Nervenzelle im Prinzip nur aus einem „Ja" oder „Nein" – die Nervenzelle ist aktiv (d.h. es kommt zu einem chemisch-elektrischen Impuls), oder eben nicht. Dies wird auch das „Alles oder Nichts"-Prinzip genannt. Es gibt keine Unterschiede in der Stärke des Signals. Unterschiede ergeben sich nur dadurch, wie lange die Nervenzelle aktiviert ist und wie viele Nervenzellen gleichzeitig auf denselben Reiz Signale schicken.

Überall in unserem Körper sind Millionen von Sensoren verteilt, die darauf spezialisiert sind, schädigende Reize zu entdecken und auf diese zu reagieren. Diese Sensoren werden im Folgenden Schmerzrezeptoren genannt, auch wenn dies nicht ganz korrekt ist – wir werden noch sehen, weshalb. Manche dieser Schmerzrezeptoren reagieren auf mechanische Kräfte (wie z.B. Druck oder Dehnung); andere reagieren auf Temperaturunterschiede (heiß oder kalt) und wieder andere reagieren auf chemische Veränderungen, die entweder von außerhalb in den Körper eindringen (wie z.B. Giftstoffe oder Allergiestoffe) oder im Körper selbst vorhanden sind (z.B. Milchsäure). Wenn die Sensoren auf einen potenziell schädigenden Reiz reagieren, schicken sie ein Signal in Form eines elektrischen Impulses zum Rückenmark. Vom Rückenmark werden die Gefahrensignale dann an das Gehirn weitergeleitet und dort in verschiedenen Gehirnarealen verarbeitet.

Die Aktivierung eines Schmerzrezeptors ist jedoch nicht gleichbedeutend mit einer Schmerzerfahrung. Die Aktivierung des Schmerzrezeptors bedeutet nur so viel wie „Ich bin aktiv. Ich habe eine Gefahr zu melden." Rückenmark und Gehirn müssen dieses ankommende Signal erst einmal empfangen, analysieren und ihm dann eine sinnvolle Bedeutung zuschreiben. Ein einzelnes Signal wird dabei selten als Gefahr bewertet werden. Man kann es sich ein wenig vorstellen wie in einer modernen Notrufstation. Wenn ein einzelner Bürger anruft um Verwüstungen eines Stadtteils zu melden, wird die Notrufstation wahrscheinlich denken, dass die meldende Person sich vielleicht einen Scherz erlaubt und dies ein Fehlalarm sein könnte. Wenn derjenige jedoch über längere Zeit ständig anruft, wird die Notrufstation schon aufmerksamer. Sie wird wahrscheinlich hellwach und sofort einen Alarm auslösen wenn 10.000 Bürger gleichzeitig anrufen und die Gefahr melden.

Der zentrale Ort der Schmerzwahrnehmung ist das Gehirn. Erst durch die Beteiligung des Gehirns kann es zu Schmerzerfahrungen kommen. Gelangen Gefahrensignale nicht bis in das Gehirn empfinden wir keine Schmerzen. Beispielsweise können alle Schmerzrezeptoren mit bestimmten Chemikalien (z.B. Medikamenten) geöffnet oder geschlossen werden. Schmerzhemmende Medikamente reduzieren oder unterbinden die Leitung von Alarmsignalen zum Gehirn. Dies findet z.B. bei der Lokalanästhesie oder der Rückenmarknarkose Anwendung. Bei einer Rückenmarknarkose wird durch einen medizinischen Eingriff weiterhin Gewebe verletzt und die Schmerzrezeptoren senden ihr Alarmsignal zum Rückenmark. Dort jedoch wird die Weiterleitung zum Gehirn durch die Narkose unterbunden und wir erleben keine Schmerzen.

Das Gehirn hat das Problem, dass sehr viele verschiedene Informationen gleichzeitig auf es einströmen (wie Sehen, Hören, Riechen, Schmecken, Tasten, Körperlage und viele verschiedenen Informationen über unser körperliches Befinden) und diese alle verarbeitet werden müssen. Das Gehirn reguliert daher, welche Informationen ins Bewusstsein gelangen sollen und welche nicht. All diese Informationen, ob bewusst oder unbewusst, werden in den verschiedenen Bereichen des Gehirns analysiert und verarbeitet. Eine wichtige Erkenntnis der letzten Jahre besteht darin, dass bei einer Schmerzerfahrung immer verschiedene Bereiche im Gehirn gleichzeitig aktiviert und an der Analyse beteiligt sind. Das heißt, dass es nicht ein einziges Schmerzzentrum im Gehirn gibt – es gibt viele verschiedene Schmerzzentren. Diese werden „Schmerzknotenpunkte“ genannt. Zu diesen Schmerzknotenpunkten gehören Areale, die ansonsten u.a. für Emotionen, Gedächtnis, Bewegung und Sensibilität zuständig sind. Erst so bekommen Schmerzen beispielsweise ihre emotionale Färbung, wie die Beschreibung als quälend, stumpf, ziehend oder beißend. Oder eben auch, dass schmerzhafte Erlebnisse gut im Gedächtnis bleiben.

Kommt das Gehirn durch die Analyse der Signale zu der Einschätzung, dass Gefahr besteht, wird es eine ganze Reihe von Reaktionen in Gang setzen um den Organismus zu schützen. So wird das Schmerzsystem aktiviert und die bewusste Wahrnehmung Schmerz ausgelöst, was Aufmerksamkeit auf sich zieht und motiviert zu fliehen und Hilfe zu suchen. Weiter wird auch das sympathische Nervensystem aktiviert (=Stressreaktion), wodurch Energiereserven aktiviert werden und der Körper in Alarmbereitschaft versetzt wird. Auch die Muskelspannung steigt, um schnell und kräftig reagieren zu können. Viele dieser Alarmreaktionen nehmen wir nicht bewusst wahr, wie beispielsweise die Veränderungen des Hormonspiegels oder des Immunsystems. Bei Schmerzen arbeiten diese Systeme auf Hochtouren, um eine sehr hohe Leistung zu erbringen. Das ist natürlich nur für kurze Zeitabschnitte gedacht und möglich. Wenn Schmerzen jedoch bestehen bleiben, dann kann diese über längere Zeit erhöhte Aktivität zu weiteren Problemen führen. Darauf kommen wir in einem späteren Abschnitt zurück.

Seltsame Phänomene

Das einfache Modell der Schmerzentstehung, das wir gerade kennen gelernt haben, ist ein einfaches Reiz-Reaktions-Modell: ein einfacher Reiz verursacht eine einfache Reaktion. Dies entspricht einem einfachen Verständnis von Schmerz als ein Symptom: Schmerz entsteht durch die Aktivität von Schmerzrezeptoren, die auf eine zugrunde liegende Schädigung hinweisen. In diesem vereinfachten und irrtümlichen Modell sollte der Schmerz direkt proportional zu dem Ausmaß von der Schädigung sein – je größer die Schädigung desto mehr Schmerz. Diese Sichtweise entspricht dem alteingesessenen, klassischen biomedizinischen Modell von Schmerz. Es gibt jedoch eine

Reihe von Phänomenen, die dieses einfache Modell in Frage stellen.

Ganz im Gegensatz zu der Annahme, dass der Schmerz direkt proportional zu dem Ausmaß einer Schädigung ist, zeigen Erfahrungen, dass es eben nicht unbedingt vom Schweregrad der Verletzung abhängt, wie viel Schmerz man verspürt. Viele Menschen kennen Geschichten von Personen, die schlimme Verletzungen erlitten haben, ohne dass sie zum Zeitpunkt der Verletzung schlimme Schmerzen verspürt haben, z.B. bei Kriegsverletzungen oder Unfällen. Beispielsweise berichten Surfer, denen von einem Hai ein Bein abgebissen wurde, häufig, dass sie in dem Moment nur eine Art „Stoß" verspürt haben. Andersherum ist es manchmal kaum zu glauben, wie sehr eine kleine Schnittverletzung schmerzen kann. Ebenso konnten wissenschaftlich Studien zeigen, dass auch viele Menschen ohne Rückenschmerzen pathologische Veränderungen an Bandscheiben oder Nerven aufweisen. Die Intensität von Schmerzen in der Lendenwirbelsäule haben tatsächlich nur selten etwas mit dem Ausmaß der pathologischen Veränderungen zu tun.

Bei einem Herzinfarkt verspüren viele Menschen keine Schmerzen im Herz, wie man es eigentlich erwarten sollte, sondern im linken Arm. Um sich das erklären zu können muss man wissen, dass sowohl die Nervenfasern vom Herz als auch vom linken Arm an derselben Stelle ins Rückenmark eintreten und von dort an das Gehirn weitergeleitet werden. Während vom Herz normalerweise wenig Signale ans Gehirn gesendet werden, leitet der linke Arm in der Regel viele Signale an das Gehirn. Aufgrund dieser gewohnten Aktivitätsmuster „erwartet" das Gehirn, dass die Signale eher vom Arm als vom Herz stammen und kommt zu einem falschen Schluss. Diese falsche Schlussfolgerung des Gehirns hat erstaunliche Konsequenzen für die Wahrnehmung – es entsteht eine Schmerzempfindung in einer Körperregion wo gar keine Schädigung vorliegt, während die geschädigte Region nicht schmerzt.

Forschungen zeigen, dass das Ausmaß der Schmerzen von vielen verschiedenen Faktoren abhängt. Beispielsweise von der Kultur, in der man aufgewachsen ist. Italiener verhalten sich bei Schmerzen beispielsweise anders als Norweger. Es gibt Berichte über Kulturen, bei denen nicht die werdenden Mütter sondern die Väter Wehenschmerzen verspüren und deshalb zuhause im Bett liegen, während die hochschwangeren Frauen auf dem Feld arbeiten. Kinder reagieren auf Schmerzreize anders wenn sie von ihren Müttern beobachtet werden, als wenn sie allein sind. Bei Urvölkern in allen Kontinenten finden sich sog. „Initiationsrituale", bei denen sich die Teilnehmer selbst erhebliche Schmerzreize zufügen, ohne dass sie Anzeichen von Schmerzen zeigen. Die Leistung von Fakiren erstaunt ebenso wie die schmerzhemmende Wirkung von Hypnose – es gibt viele Berichte über große Operationen, die allein unter Hypnose erfolgreich durchgeführt wurden. Ebenso ist die Wirksamkeit von Schmerztabletten abhängig von deren Form und Farbe. So wirken durchsichtige Kapseln mit bunten Kügelchen besser als Kapseln mit weißen Kügelchen, diese aber wiederum besser als bunte Tabletten. Bunte Tabletten wirken wiederum besser als weiße Tabletten. Der Placebo-Effekt wurde in vielen Studien nachgewiesen. Insgesamt hat das Ausmaß der Schmerzen sehr viel mit der individuellen Bedeutung des Ereignisses zu tun. Es ist sehr wahrscheinlich, dass die gleiche Fingerverletzung bei einem Geigenspieler größere Schmerzen verursacht als bei einem Tänzer.

Insgesamt zeigen diese Phänomene deutlich, dass der Prozess der Schmerzwahrnehmung erheblich komplexer sein muss, als es das einfache Modell nahelegt.

Schmerzentstehung – Erweitertes Modell

Im Folgenden soll deutlicher werden, wie komplex unser Schmerzsystem ist – wie sehr der Schmerz in seiner Entstehung und Regulierung in ständiger Interaktion mit anderen Prozessen steht. Am Ende dieses Abschnitts steht jedoch kein fertiges, in sich schlüssiges Schmerzmodell. Vielmehr besteht das Ziel einfach in einem tieferen Verständnis von dem erstaunlichen Phänomen Schmerz. Dazu werden wir körperliche Prozesse und psychosoziale Faktoren getrennt nacheinander betrachten, obwohl es diese Trennung in der Realität nicht gibt. Ganz im Gegenteil soll am Ende dieses Kapitels deutlich geworden sein, dass Schmerz immer ein biopsychosoziales Phänomen ist, dass bei der Schmerzwahrnehmung also immer sowohl biologische als auch psychische und soziale Faktoren eine wesentliche Rolle spielen.

Körperliche Faktoren

Auf der Ebene des Rückenmarks gibt es den sogenannten Reflexbogen. Hier stehen Nerven des Schmerzsinns mit motorischen Nerven in Verbindung und ermöglichen so reflexhafte Schutzbewegungen. Beispielsweise das reflexhafte Zurückziehen der Hand, wenn diese aus Versehen eine heiße Herdplatte berührt.

Durch die direkte Signalvermittlung über den Reflexbogen ist diese Schutzreaktion sehr schnell, da das Signal nicht erst den langen Weg bis in das Gehirn hochgeleitet und dort analysiert werden muss, worauf anschließend ein entsprechendes Signal an die Muskeln gesendet werden muss. Sie ist dadurch aber auch nur eine grobe Reaktion, da eine fein koordinierte Bewegung erst durch das Gehirn möglich wird.

Viele kennen die Erfahrung, dass es bei einer Prellung gut tut, sich über die Haut zu streicheln. Weshalb? Konkurrierende sensorische Eindrücke dämpfen die Schmerzwahrnehmung. Im Rückenmark gibt es eine gegenseitige Beeinflussung des Schmerzsinns und anderer sensorischer Nerven indem sie sich gegenseitig hemmen. Das heißt, wenn der eine Sinn aktiviert wird, hemmt er die Aktivität des anderen.

Die Schmerzempfindlichkeit variiert mit der Anzahl an Schmerzrezeptoren. Je mehr Schmerzrezeptoren vorhanden sind, umso leichter wird der Nerv ein Alarmsignal in Richtung Rückenmark schicken und umso eher werden wir Schmerzen verspüren. Die Anzahl an Schmerzrezeptoren ist jedoch nicht konstant, da die Lebensdauer von Schmerzrezeptoren nur ein paar Tage beträgt und Sie daher ständig neu gebildet werden müssen. Dieser Neubildungsprozess ist in der Regel relativ konstant, wodurch im Normalfall auch die Anzahl der Schmerzrezeptoren konstant bleibt. Sollte unser Organismus jedoch zu der Einschätzung gelangen, dass mehr Schmerzrezeptoren sinnvoll wären – aus welchem Grund auch immer – so wird der Neubildungsprozess erhöht, wodurch die Anzahl an Schmerzrezeptoren steigt. Die Anzahl wird wieder abnehmen wenn unsere Körper beschließt, dass die Produktion wieder gedrosselt werden kann. Die Erhöhung der Anzahl an Schmerzrezeptoren führt zu einer Hyperalgesie, also einer erhöhten Schmerzempfindlichkeit, so dass bereits leichte Reize starke Schmerzen auslösen können. Jedoch sind bei der Entwicklung einer Hyperalgesie auch noch andere Mechanismen beteiligt, die im nächsten Kapitel angesprochen werden.

Das Gehirn kann selbst regulieren, ob mehr oder weniger Schmerzimpulse vom Rückenmark zum Gehirn weitergeleitet werden sollen. Man kann sich das so vorstellen, dass es im Rückenmark eine Art Tor gibt, welches vom Gehirn geöffnet oder geschlossen werden kann. Um so weiter das Tor geöffnet ist, um so mehr Schmerzimpulse können hindurch. Dies geschieht über eine sehr wirkungsvolle absteigende Nervenbahn, die vom Gehirn ins Rückenmark führt. Wenn die absteigende Nervenbahn aktiv ist, werden Endorphine (körpereigenen Morphine) im Rückenmark ausgeschüttet die bewirken, dass die zum Gehirn führenden Nervenbahnen weniger leicht erregbar werden und dadurch weniger Alarmsignale zum Gehirn weiterleiten (analog zu einer Rückenmarknarkose). Der Einfluss dieser absteigenden Nervenbahn ist enorm: sie ist um das 60-fache leistungsfähiger als jedes Medikament.

Verschiedene Gehirnregionen werden mit der Fähigkeit zur Schmerzunterdrückung in Verbindung gebracht. Eine davon ist das sogenannte periaquäduktale Grau (PAG), ein bestimmtes Areal im Mittelhirn. Wird das periaquäduktale Grau mithilfe einer Elektrosonde elektrisch stimuliert, kann dies eine starke Schmerzlosigkeit verursachen. Dies wird mitunter bei sehr schweren Fällen chronischer Schmerzen klinisch genutzt. Das PAG steht in Verbindung mit verschiedenen anderen Gehirnregionen, von denen es Signale bekommt, vor allem auch mit Gehirnarealen, die für die Verarbeitung von Emotionen zuständig sind. Dies führt uns zu dem nächsten Punkt, den psychosozialen Einflussfaktoren.

Psychosoziale Faktoren

Ich bin kein Materialist, dennoch bin auch ich der Überzeugung, dass es für jeden psychischen Vorgang ein neuronales Korrelat gibt, d.h. bei psychischen Vorgängen müssen auch Nerven aktiv sein. So gibt es auch bei Schmerzen spezifische Aktivitätsmuster der Nervenzellen im Gehirn, die mit Hilfe der modernen Bildgebung (wie die funktionelle Magnetresonanztomographie) sichtbar gemacht werden können. Forscher wissen heute sehr genau, welche Gehirnbereiche bei körperlichen Schmerzen aktiv sind. Eine wichtige Erkenntnis in der Schmerzforschung war, dass Schmerz in vielen verschiedenen Bereichen des Gehirns verarbeitet wird, d.h. alle diese Gehirnbereiche sind bei der Entstehung von Schmerz beteiligt. Unter anderem sind dies Bereiche, die normalerweise für Gefühle, gedankliche Kontrolle oder Gedächtnisfunktionen zuständig sind. Das bedeutet, dass es auf Nervenebene eine starke Verbindung zwischen Schmerz und diesen anderen Bereichen gibt. So ist leicht nachzuvollziehen, dass starke Emotionen oder auch eine stoische Entschlossenheit zu einer starken Unterdrückung von Schmerzempfindungen führen können.

Es gibt auf der Eben des Gehirns also enge Verbindungen zwischen Schmerz und Gefühl. Es liegt daher nahe, dass es auch einen Zusammenhang zwischen körperlichen Schmerzen und „psychischen Schmerzen“ gibt. Beispielsweise reden wir von „Herzschmerz“ wenn wir unglücklich verliebt sind. Wir haben „Seelenschmerz“ wenn wir seelisch verwundet wurden, beispielsweise durch den Verlust eines geliebten Menschen oder wenn wir aus unserer Heimat vertrieben werden. Untersuchungen mit der modernen Bildgebung haben nun gezeigt, dass bei seelischen Schmerzen weitgehend dieselben Gehirnbereiche aktiviert werden wie bei körperlichen Schmerzen. Der Volksmund hat hier also recht behalten, indem er diese seelischen Empfindungen auch als Schmerzen bezeichnet. Eine recht aktuelle Studie hat untersucht, wie es sich auswirkt, wenn Menschen von einer Gruppe ausgeschlossen werden. Die Ergebnisse zeigen, dass sozialer Ausschluss zu Gehirnaktivitäten führt, die zu großen Teilen mit den Gehirnaktivitäten bei körperlichen Schmerzen übereinstimmen. Deswegen verspürt man nicht gleich körperliche Schmerzen, aber durch die Voraktivierung der entsprechenden Gehirnstrukturen kommt es zu einer Sensibilisierung – wir werden anfälliger für körperliche Schmerzen. Im Extremfall kann sozialer Ausschluss sogar zu körperlichen Schmerzen führen.

Exkurs

Schmerzen ohne körperlichen Befund durch traumatische Erfahrungen.

Sinneserfahrungen ohne reale Grundlage – ist das möglich? Viele Menschen machen diese Erfahrung fast jede Nacht – im Traum. Wenn wir träumen, haben wir lebendige Bilder vor Augen, obwohl unsere Augen fest geschlossen sind. Wir riechen Düfte, die nicht in der Luft sind und wir hören Menschen zu uns reden, die nicht da sind. Das ist für uns normal. Sinneserfahrungen ohne reale Grundlage? Für unser Gehirn kein Problem. Und Schmerzen bilden da keine Ausnahme. Unnormal ist es dagegen, wenn wir diese Sinneserfahrungen ohne reale Grundlage im wachen Zustand haben. Auch das ist möglich, jedoch eher selten.

Sehr viele Menschen erleben ein „Trauma", wie schlimme Verkehrsunfälle, Gewalterfahrungen oder Naturkatastrophen. Ein Großteil der Betroffenen kann das Erlebte nach einer gewissen Zeit ohne bleibende Beeinträchtigung hinter sich lassen. Ein Teil davon jedoch entwickelt eine sogenannte „Posttraumatische Belastungsstörung", eine psychische Störung, die mit erheblichem Leid verbunden ist. Ein Symptom dieser Störung sind einschießende Erinnerungen (Intrusionen), also sehr lebendige Erinnerungen an das Trauma, die sich gegen den Willen der Betroffenen in das wache Bewusstsein drängen. Diese Erinnerungen sind sehr lebendig, können alle Sinne umfassen und sind für den Betroffenen so, als ob es gerade passieren würde. Es ist wie im Traum – die Betroffenen sehen, was passiert ist, sie riechen die Gerüche, hören die Geräusche, und spüren was ihnen körperlich widerfahren ist – nur eben im wachen Bewusstsein. Wenn das Trauma mit körperlichen Schmerzen verbunden war, kann es sein, dass die Betroffenen wiederholt Schmerzen erleben – aber eben in Form einer lebendigen Erinnerung, und nicht aufgrund aktueller körperlicher Schädigungen. Das Problem ist, dass die Betroffenen meist nicht zwischen Erinnerung und Realität unterscheiden können.

Diese Erinnerungen an das Trauma werden jedoch nicht einfach zufällig aktiviert. In der Regel geschieht dies über „Schlüsselreize" (Trigger), also Reize, die mit dem Trauma verbunden sind. Beispielsweise hat jemand eine Brandkatastrophe miterlebt und dabei das verbrannte Fleisch gerochen. Der Geruch und das Trauma haben sich im Gehirn gekoppelt, und wenn der Betroffene nun einen ähnlichen Geruch riechen sollte, kann dies die Erinnerungen auslösen. Wenn er bei der Brandkatastrophe massive Schmerzen erlebt hat, können durch den Geruch auch Schmerzen ausgelöst werden. Die Schlüsselreize sind jedoch meist nicht so offensichtlich und dem Bewusstsein nicht zugänglich. Die Betroffenen erleben die Erinnerungen daher überfallsartig, ohne sie einordnen zu können. Ein wichtiger Schritt besteht darin, diese Schlüsselreize zu identifizieren. Die Verbindung Geruch-Trauma wurde gelernt und kann durch spezifische Lernerfahrungen wieder entkoppelt werden, zumindest weitgehend.

Dass es einen Placeboeffekt gibt, ist heute fast jedem bekannt. Im engeren Sinne ist ein Placebo ein Scheinmedikament, das keine arzneilich wirksamen Inhaltsstoffe enthält (in der Regel besteht es nur aus Zucker oder Stärke) und somit auch keine pharmakologische Wirkung haben kann. Dennoch zeigen sich bei Einnahme regelmäßig positive Wirkungen. Im weiteren Sinne beschränkt sich der Placeboeffekt nicht nur auf Scheinmedikamente, sondern steht für die positiven Wirkungen von verschiedenen medizinischen Maßnahmen allein aufgrund des Glaubens einer Person, dass durch diese eine Besserung eintreten wird. Es besteht heute kein Zweifel mehr, dass Schmerzen durch den Placeboeffekt wirksam gelindert werden können. Umgekehrt gibt es aber auch einen Noceboeffekt, der für genau das Umgekehrte steht: eine Verschlimmerung der Symptome aufgrund der Überzeugung einer Person, dass die medizinischen Maßnahmen negative Effekte haben werden.

Hier spielt auch Angst eine Rolle, denn Angst kann beispielsweise Gehirnaktivitäten auslösen, wie sie auch bei Schmerzen vorkommen. Natürlich gibt es starke Zusammenhänge zwischen Angst und Stress. Stress und Schmerzen wiederum beeinflussen sich gegenseitig. In der Regel führen Schmerzerfahrungen zu einer Stressreaktion. Gleichzeitig kann vermehrter Stress die Schmerzempfindlichkeit verändern. Insbesondere wenn schon Beeinträchtigungen wie chronische Entzündungen oder Nervenverletzungen bestehen, kann Stress daher Schmerzen verstärken oder verursachen.

In einfachen Experimenten lässt sich der Einfluss von Aufmerksamkeit und Gedankenlenkung auf das Schmerzerleben nachweisen. Bei dem sogenannten „Eiswassertest" werden die Teilnehmer aufgefordert ihre Hände in einen Behälter mit eiskaltem Wasser (zwischen 0-2 Grad C°) zu tauchen. Es wird dann die Schmerzschwelle (die Zeit bis eine Schmerzwahrnehmung berichtet wird) und die Schmerztoleranz (die Zeit, wie lange der Schmerzreiz ausgehalten werden kann) mit Hilfe einer Stoppuhr bestimmt. Ist die Aufmerksamkeit der Teilnehmer auf die Hand im Eiswasser gerichtet, beträgt die Schmerztoleranz im Durchschnitt 100 Sekunden. Wurden die Teilnehmer dagegen angewiesen, sich an schöne Erlebnisse zu erinnern, während sie die Hand im Wasser hatten, konnten sie den Kältereiz im Durchschnitt 120 Sekunden ertragen. Wurden während des Versuchs schöne Bilder gezeigt, erhöhte sich die Schmerztoleranz auf 200 Sekunden.

Der Eiswassertest zeigt, dass unsere Schmerzwahrnehmung durch Ablenkung beeinflussbar ist. Dies wird in Kliniken genutzt um Schmerzen zu lindern. So können Verbrennungsopfer mit Hilfe einer virtuellen Brille in eine virtuelle Welt eintauchen, beispielsweise in eine winterliche Landschaft. Zum einen zieht die virtuelle Welt einiges an Aufmerksamkeit auf sich, was zu einer reduzierten Schmerzwahrnehmung führt. Gleichzeitig hat die winterliche virtuelle Umwelt eine kühlende und damit schmerzlindernde Wirkung.

Schmerzen werden in der Regel als quälender wahrgenommen wenn man den Eindruck hat, dass man ihnen hilflos ausgeliefert ist und keine Kontrolle über sie hat. Mit Hilfe von Ablenkung kann man versuchen, positiven Einfluss auf Schmerzen zu nehmen und dadurch ein Stück Kontrolle zu gewinnen. In den letzten Jahren haben verschiedene Studien jedoch zeigen können, dass Ablenkung und Kontrolle nicht die einzigen Möglichkeiten sind, mit Schmerzen umzugehen – und auch nicht die wirksamsten. Vielmehr hat sich gezeigt, dass die Bereitschaft, Schmerzen zu akzeptieren, zu einer höheren Schmerztoleranz führt als Ablenkung. Auch für diese Studien wurde der Eiswassertest verwendet. Die Teilnehmer wurden in zwei Gruppen eingeteilt. Die eine Gruppe wurde dazu angeleitet, die Schmerzen mithilfe von Atemübungen, Selbstanweisungen und Vorstellungsübungen zu unterdrücken und zu ignorieren. Der anderen Gruppe wurde vermittelt, dass der Versuch Schmerzen zu kontrollieren und zu ignorieren möglicherweise nicht hilfreich ist und sogar im Gegenteil zu mehr Gedanken über die Schmerzen führen kann. Dagegen wurde ihnen vermittelt, dass Akzeptanz der unangenehmen Gefühle hilfreich sein kann. Die Ergebnisse zeigen, dass Akzeptanz zu einer deutlich höheren Schmerztoleranz führt, wie die Versuche den Schmerz zu beeinflussen und zu ignorieren. Dieses Ergebnis konnte in mehreren Studien bestätigt werden.

Diese Studien wurden noch erweitert indem individuelle Werte berücksichtigt wurden. Dazu wurde einer Gruppe von Teilnehmern nicht nur der oben beschriebene Ansatz der Akzeptanz von Schmerzen vermittelt, sondern zusätzlich eine Vorstellungsübung. Die Teilnehmer sollten sich vorstellen, dass sie die Schmerzen aufgrund eines höheren Ziels auf sich nehmen, beispielsweise die Vorstellung durch eiskaltes Wasser zu schwimmen um ein Familienmitglied zu retten. Die Ergebnisse waren sehr deutlich: wenn die Teilnehmer sich vorstellten, die Schmerzen aufgrund eines höheren Ziels auf sich zu nehmen, war die Schmerztoleranz fast dreimal so hoch, wie in der reinen Akzeptanzbedingung (die wiederum deutlich höher war wie in der Ablenkungsbedingung).

Dazu passt auch eine Studie der Oxford University, die nachweisen konnte, dass religiöse Gefühle eine schmerzlindernde Wirkung haben. Dabei wurde durch einen religiösen Reiz eine Hirnregion aktiviert, die auch beim Placeboeffekt aktiv ist und die mit dem Gefühl von Sicherheit verbunden ist. Außerdem hat Religion sehr viel mit Werten zu tun. Auch diese Forscherinnen argumentieren, dass Ablenkung zwar hilfreich ist, aber dass Ablenkung immer auch mit einem hohen geistigen Aufwand verbunden ist und nur kurzfristige Effekte hat. Was längerfristig helfen soll, muss demnach in ein Glaubenssystem eingebunden sein und die emotionale Bedeutung von Schmerz verändern.

Es gibt noch viele weitere Beispiele von psychologischen oder sozialen Einflüssen auf die Schmerzwahrnehmung. Es soll hier jedoch nicht um einen umfassenden Überblick zu diesem Forschungsbereich gehen, sondern um eine Sensibilisierung dafür, dass das Phänomen Schmerz äußerst kompliziert ist und nur verstanden werden kann, wenn sowohl biologische als auch psychosoziale Faktoren berücksichtigt werden. Dies gilt auch für chronischen Schmerz, dem wir uns nun zuwenden wollen.

Chronische Schmerzen

Viele Menschen wissen wenig bis nichts über chronische Schmerzen. Wenn man sich mit diesem Thema beschäftigt, ist es schwer zu verstehen, weshalb diese Erkrankung so wenig Beachtung findet. Daher zum Einstieg in das Thema ein paar statistische Zahlen, die aufzeigen sollen, welche Relevanz chronische Schmerzen haben. Nach einer aktuellen europaweiten Studie leiden durchschnittlich 19% der erwachsenen Bevölkerung unter chronischen Schmerzen (je nach Land variieren die Zahlen zwischen 12% und 30%). In Deutschland seien es 17%, das sind mehr als 10 Millionen Menschen. Eine Studie in Amerika kommt zu dem Schluss, dass mehr als 50 Millionen Amerikaner unter chronischen Schmerzen leiden. Die Kosten, die durch chronische Schmerzen entstehen, sind ebenso beeindruckend. In Amerika belaufen sich die Kosten insgesamt auf mehr als 70 Milliarden US-Dollar pro Jahr. Die teuerste Krankheit der westlichen Staaten sei der Rückenschmerz, mit Kosten im zweistelligen Milliardenbereich pro Jahr. Diese Kosten werden jedoch zu mehr als 80% allein von den Patienten mit chronischen Rückenschmerzen verursacht, obwohl diese nur ca. 10% der Rückenschmerzpatienten ausmachen. Nach der Weltgesundheitsorganisation ist chronischer Schmerz weltweit eines der am meisten unterschätzten Gesundheitsprobleme, der die Lebensqualität der betroffenen Menschen erheblich beeinträchtigt und einen Großteil der Belastungen des Gesundheitssystems ausmacht.

Chronische Schmerzen sind mit enormen Belastungen für die betroffenen Menschen verbunden. Viele werden durch ihre Schmerzen so beeinträchtigt, dass sie geliebte Hobbys und sportliche Aktivitäten aufgeben und sich immer mehr aus dem sozialen und kulturellen Leben zurückziehen. Es fällt ihnen schwer, sowohl den eigenen Erwartungen, als auch den Erwartungen des Partners, der Familie, des Freundeskreises und des Arbeitgebers gerecht zu werden. Die Erfüllung der Aufgaben in Haushalt und Kindererziehung fallen schwer und Sexualität wird häufig von einem schönen zu einem belastenden Thema. Menschen mit chronischen Schmerzen erleiden oft erhebliche wirtschaftliche Verluste und bangen um ihre berufliche und finanzielle Sicherheit. Durch die Schmerzen ist das Wohlbefinden unmittelbar und andauernd beeinträchtigt; der Körper ist im Dauerstress und die Betroffenen dadurch ständig gereizt und dünnhäutig. Im Zusammenhang mit den Schmerzen und den damit verbundenen Umständen erleben sie häufig Gefühle von Angst, Hilflosigkeit, Hoffnungslosigkeit, Niedergeschlagenheit, Einsamkeit, Sinnlosigkeit oder auch Scham. Ein Schmerzforscher fasst zusammen, dass chronische Schmerzen einen erheblichen negativen Einfluss auf das Identitätsgefühl eines Menschen haben. Die Schmerzen beeinträchtigen die Selbstwahrnehmung der Betroffenen sowohl in der Sicht, wer sie als Person sind, als auch wer sie werden könnten, da die Zukunft unter den gegebenen Umständen sinnlos wird.

Menschen mit chronischen Schmerzen machen regelmäßig frustrierende Erfahrungen im medizinischen System. Sie suchen beim Arzt Hilfe und Verständnis. Dessen Bemühungen um eine klare Diagnose und eine erfolgreiche Behandlung scheitern jedoch regelmäßig. Wenn Behandlungsversuche wiederholt scheitern fühlen sich die Patienten möglicherweise schlecht behandelt (dieser Eindruck wird durch die verbreitete 5-Minuten Medizin noch gefördert) und erleben sich zunehmend ausgeliefert an die medizinischen Abläufe. Dies führt auf Seiten der Patienten zu Gefühlen von Angst, Unsicherheit, Hoffnungslosigkeit, Ärger und Misstrauen. Gleichzeitig erleben natürlich auch die behandelnden Ärzte eine große Frustration, die dann leicht darin mündet, dass die Ehrlichkeit der Krankheitsschilderungen und die Motive der Patienten in Zweifel gezogen werden. Menschen mit chronischen Schmerzen werden wiederholt als wehleidig bezeichnet oder gar als Simulant mit Rentenwunsch gesehen. Ebenso regelmäßig kommt es zu der Einordnung der Schmerzen als „medizinisch nicht erklärbar" und daher „psychogen". Dies führt zu weiteren Zweifeln und außerdem kommt es dadurch leicht zu einer Verschiebung der Perspektive, in der auf einmal der Patient einen Großteil der Verantwortung für seine leidvolle Situation zugewiesen bekommt. Eine Schmerzforscherin resümiert: Patienten mit „medizinisch nicht erklärbaren Symptomen" werden oft so dargestellt, dass sie Ressourcen verschwenden, Erklärungsmodelle und Behandlungsangebote ablehnen und dennoch ständig nach medizinischer Hilfe verlangen. Menschen mit chronischen Schmerzen werden daher häufig als „schwierige Patienten" betrachtet.

Die Definition und ihre Probleme

Wir kennen die Bezeichnung „chronisch“ in dem Sinn, dass eine Erkrankung über die Zeit andauert. Dies trifft in gewisser Weise auch auf chronische Schmerzen zu, denn es sind Schmerzen die eben nicht nach einigen Tagen oder Wochen wieder weg sind. Eine schwierige Frage ist jedoch, wann der Übergang von akutem Schmerz zu chronischem Schmerz ist, also ab wann Schmerzen nicht mehr als akut sondern als chronisch zu bezeichnen sind. Dazu wurde vorgeschlagen, dass Schmerzen dann chronisch genannt werden sollen, wenn die übliche Heilungsphase um mehr als 4 Wochen überschritten wird. Hier wird das Problem aber nur verschoben, denn was sind „übliche Heilungsphasen“? Übliche Heilungsphasen sind sehr schwer festzulegen. Außerdem wären chronische Schmerzen in dieser Sichtweise auf solche Beschwerden beschränkt, die mit einer klaren körperlichen Schädigung begonnen haben. Das ist jedoch häufig nicht der Fall (wie zum Beispiel bei Kopfschmerzen). Die „Internationale Gemeinschaft zur Erforschung des Schmerzes“ definiert chronische Schmerzen auch auf der Basis einer gewissen Zeitdauer:

Schmerzen werden als chronisch bezeichnet, wenn die Schmerzen mindestens 3-6 Monate anhalten (oder ständig Wiederkehren) und ihre ursprüngliche Warnfunktion verlieren.

Zu beachten ist bei dieser Definition auch der Zusatz, dass der Schmerz seine ursprüngliche Warnfunktion verliert – der Schmerz verliert seinen Nutzen als Alarmsystem und anstatt das Symptom einer Krankheit zu sein wird er zur Krankheit selbst. Diese Definition hat einen pragmatischen Wert, da so recht einfach zwischen akuten und chronischen Schmerzen unterschieden werden kann. Allerdings ist diese Definition auch in verschiedener Hinsicht unzureichend. Neurowissenschaftliche Studien haben gezeigt, dass der Zeitraum für die Chronifizierung von Schmerz abhängig von der Art und dem Ort der Verletzung sehr unterschiedlich ist. Ein einziges Zeitkriterium (3-6 Monate) ist daher unzureichend, vielmehr sollte es für die verschiedenen Erkrankungen individuelle Zeitkriterien geben. Bei dieser rein zeitorientierten Definition bleiben aber auch die Häufigkeit und Intensität der Schmerzen, die schmerzbedingten Beeinträchtigungen sowie die Anzahl der gescheiterten Behandlungsversuche unberücksichtigt. Es dürfte jedoch einen großen Unterschied machen, ob ein Mensch nun schon seit 10 Jahren unter Kopfschmerzen leidet, aber nur 4 Tage im Monat, oder ob jemand erst seit 2 Monaten unter Kopfschmerzen leidet, aber das jeden Tag. Ebenso ist es ein Unterschied, ob ein Mensch seit 10 Jahren unter ständigen aber nur leichten Kopfschmerzen leidet, die ihn in seinem Alltag kaum beeinträchtigen, oder aber seit 10 Jahren unter massiven Kopfschmerzen, die einen normalen Lebensalltag kaum mehr zulassen. Bei diesen Beispielen wird die Frage, welche Schmerzen als chronisch zu bezeichnen sind und welche nicht, schon ziemlich schwierig zu beantworten. Ebenso ist es einsichtig, dass es Unterschiede im Ausmaß der Chronifizierung gibt.

Der Zeitaspekt allein ist daher unzureichend um chronische Schmerzen zu definieren. Sinnvoller ist es Schmerzen dann als chronisch zu bezeichnen wenn sie:

- *eine zentrale Bedeutung im Leben einnehmen,*
- *mit erfolglosen Therapieversuchen und Enttäuschungen verbunden sind,*
- *zu gravierenden Einschränkungen der Lebensqualität führen, und*
- *mit bedrückender Stimmung, Ängsten und reduzierter Leistungsfähigkeit einher gehen.*

Eine wichtige Erkenntnis in der Schmerzforschung war, dass chronischer Schmerz nicht als ein Zustand gesehen werden sollte, quasi als ein Endergebnis. Vielmehr handelt es sich bei chronischem Schmerz um einen anhaltenden Prozess, so dass es in Abhängigkeit von somatischen, psychischen und sozialen Faktoren zu ständigen Veränderungen kommt.

Die Chronifizierung von Schmerz

Chronische Schmerzen und ihre Entstehungsbedingungen sind äußerst vielfältig. Dementsprechend gibt es auch nicht den einen Chronifizierungsprozess. Am einfachsten sind die chronischen Schmerzerkrankungen zu fassen, bei denen eine klare aber nicht mehr heilbare körperliche Ursache für die Schmerzen gefunden werden kann. Aufgrund der unbehandelbaren Grunderkrankung ist verständlich, dass auch die Schmerzen bestehen bleiben. Dies ist beispielsweise der Fall bei Krebs, Neuropathien, Multipler Sklerose oder arthritischen Veränderungen.

Schwer zu verstehen sind vor allen Dingen die chronischen Schmerzen, bei denen keine oder nur unzureichende körperliche Ursachen gefunden werden können, wie beispielsweise bei Rückenschmerzen, Kopfschmerzen oder Fibromyalgie. Viele Studien haben keine oder nur eingeschränkte Zusammenhänge zwischen organischen Schädigungen und anhaltenden Schmerzen nachweisen können. Viele Studien ergaben, dass körperliche Variablen eher eine untergeordnete Rolle zu spielen scheinen, wenn es um die Frage geht, ob Schmerzen chronisch werden. Schmerzen ohne somatische Ursache passen jedoch nicht in die medizinischen Krankheitskategorien. Es gibt eine lange Tradition darin die Ursachen solcher „unpassenden Krankheiten" auf psychologische Faktoren zu schieben. Schon vor fast 50 Jahren wurden Verhaltensweisen von Patienten mit chronischen, therapieresistenten Schmerzen beschrieben, die angeblich für die Misserfolge in der Therapie verantwortlich seien. Diese sind beispielsweise untern den Namen „Schmerzspiele" und „Koryphäenkillersyndrom" bekannt geworden. Demnach sei es das Ziel dieser Verhaltensweisen der Patienten, die körperliche Krankheit in den Vordergrund zu stellen, berufliche und private Probleme zu leugnen sowie unbewusste Ziele und Wünsche zu erreichen. Durch diese Sichtweise wird der Patient zum Urheber eines „Kampfes" mit seinem Therapeuten gemacht und sie stellt die Selbstverständlichkeit in Frage, dass der Patient wirklich geheilt werden will. Es wurde auch behauptet, es gäbe eine „Schmerzpersönlichkeit", eine „Migränepersönlichkeit" oder einen „low back loser". All das hat sich als falsch erwiesen. Es konnten keine Persönlichkeitseigenschaften gefunden werden, die einen Menschen anfälliger dafür machen, chronische Schmerzen zu entwickeln. Die „Schmerzpersönlichkeit" ist ein Mythos!

Die Vorhersagekraft psychosozialer Faktoren, ob es zu einer Chronifizierung von Schmerz kommt oder nicht, ist insgesamt gesehen nicht so groß. Andererseits ist der Einfluss psychosozialer Faktoren auf die Chronifizierung größer als von vielen körperlichen Variablen. So ergab eine Studie zum Verlauf von akuten Rückenschmerzen, dass das Risiko, auch nach einem Jahr noch über anhaltenden Schmerzen zu klagen, vor allem mit Aspekten der Lebensweise (wie Aktivitätsniveau oder Rauchgewohnheiten), mit Unzufriedenheit am Arbeitsplatz sowie mit schmerzspezifischen Merkmalen (wie ausgedehnte Schmerzen bereits vor dem Einsetzen von Rückenproblemen) verbunden war. Aktuelle Studienergebnisse zu chronischen Rückenschmerzen betonen jedoch schmerzspezifische Merkmale und Nervenschädigungen. Diese Studien zeigen, dass die Wahrscheinlichkeit, ein chronisches Schmerzsyndrom zu entwickeln, steigt, (1) je intensiver der Schmerz ist (zusammen mit einer Vorgeschichte von Rückenschmerzen), (2) je länger die Schmerzen anhalten und (3) wenn er mit Schädigungen des Ischiasnervs verbunden ist, und (4) insbesondere wenn diese Faktoren mit hoher Depression verbunden sind.

Insgesamt ist nach aktuellem Stand davon auszugehen, dass sowohl somatische als auch psychosoziale Faktoren eine wichtige Rolle spielen. Im Folgenden sollen daher einige Prozesse beschrieben werden, die sich bei der Chronifizierung von Schmerz als wichtig heraus gestellt haben. Das Gewicht dieser Faktoren ist dabei sicherlich von Fall zu Fall unterschiedlich, so dass sich keine generellen Aussagen zum Chronifizierungsprozess machen lassen.

Neuronale Veränderungen

Es wurde bereits bei der Beschreibung des akuten Schmerzes darauf hingewiesen, dass sich das Schmerzsystem an die aktuellen Bedürfnisse anpasst und in wechselseitiger Beeinflussung mit anderen Systemen steht. Ganz generell ist es so, dass der Körper immer versucht sich an die aktuellen Umweltbedingungen anzupassen. Das heißt, der Körper reagiert immer mit einem Anpassungsprozess, entweder an Reize, die vermehrt kommen, oder an Reize, die ausbleiben. Selbstverständlich ist das für Muskeln – wenn Trainingsreize gesetzt werden, beispielsweise durch Krafttraining, dann passt sich der Körper an indem er die Muskeln wachsen lässt. Umgekehrt, wenn wir aufgrund einer Erkrankung drei Wochen im Bett liegen, bauen die Muskeln rapide ab, da Anforderungsreize ausbleiben und der Körper zu dem Schluss kommt, dass die Muskeln nicht mehr gebraucht werden. Dasselbe gilt nun auch für das Nervensystem, denn auch Nerven passen sich an Reizmuster an. Wenn nun wiederholt und über längere Zeit Schmerzreize auf den Körper einströmen, löst er Anpassungsprozesse aus, die eine Sensibilisierung des Schmerzsystems bewirken. Der Körper schüttet Chemikalien aus, die die Sensibilität der Nerven erhöhen. Diese Sensibilisierung findet auf allen Ebenen des Schmerzsystems statt: auf Ebene der Schmerzrezeptoren, im Rückenmark und auch im Gehirn. Beispielsweise wurde schon in dem Abschnitt „Körperliche Faktoren“ auf Seite 16 beschrieben, dass die Anzahl an Schmerzrezeptoren variiert und die Schmerzempfindlichkeit mit zunehmender Anzahl an Schmerzrezeptoren steigt. Ebenso steigt die Sensibilität der Schmerzweiterleitenden Nerven im Rückenmark, so dass vermehrt Schmerzsignale an das Gehirn gelangen. Es kann sogar passieren, dass Nerven, die eigentlich nicht zum Schmerzsystem gehören, in Nerven des Schmerzsystems „einsprießen" und diese dann bei einer Aktivierung mitaktivieren. Beispielsweise kann dann eine leichte Berührung der Haut zu einer Schmerzwahrnehmung werden, weil der Nerv für den Tastsinn den Schmerzsinn mitaktiviert.

Diese Sensibilisierungsprozesse führen dazu, dass mehr Schmerzsignale als normal an das Gehirn geleitet werden. Das hat zwei wichtige Konsequenzen. Zum einen erhält das Gehirn fehlerhafte Informationen über den Zustand des Körpers, denn die Vielzahl an Schmerzsignalen entspricht nicht dem tatsächlichen körperlichen Zustand. Es ist ein bisschen vergleichbar mit einer gestörten Computertastatur: Sie drücken einmal auf eine Taste, aber am Bildschirm erscheint der Buchstabe mehrfach (Beispiel angelehnt an Butler & Moseley, 2009). Zum anderen kommt es dadurch auch im Gehirn zu Anpassungsprozessen. Früher dachte man, dass sich das Gehirn eines erwachsenen Menschen nicht mehr groß verändert. Aber heute weiß man, dass das vollkommen falsch ist und sich das Gehirn ständig ändert und an die Anforderungen der Umwelt anpasst. Zwar entstehen im Gehirn keine neuen Nervenzellen (d.h. wenn Nerven im Gehirn abgestorben sind, dann ist dieser Verlust endgültig), aber die Nerven die vorhanden sind verändern sich fortlaufend, abhängig davon, wie sehr sie gebraucht (also aktiviert) werden. Ein gutes Beispiel um das anschaulich zu machen ist der Phantomschmerz.

Phantomschmerzen

Lange Zeit war das Phänomen „Phantomschmerz" schwer zu verstehen. Mittlerweile konnte nachgewiesen werden, dass die

Ursache für Phantomschmerzen in einer umfangreichen „Reorganisation" des Gehirns liegt, die dadurch entsteht, dass von dem fehlenden Körperglied keine Nervensignale mehr in das Gehirn gelangen. In einem seiner ersten Experimente machte V. S. Ramachandran (siehe Bear, Connors & Paradiso, 2009) folgende Entdeckung: Er berührte mit einem Wattestäbchen Körper und Gesicht eines Patienten, der nach der Amputation seines linken Armes unter Phantomwahrnehmungen litt. Als Ramachandran die linke Wange des Patienten berührte gab dieser an, dass er die Berührung an seiner Phantomhand spüre. Die weitere Untersuchung lieferte schließlich eine komplette Abbildung der Phantomhand im unteren Gesichtsbereich des Patienten. Wie kann man sich das erklären? Es gibt im Gehirn eine systematische, topografisch organisierte Karte der gesamten linken Körperoberfläche (der sogenannte „sensorische Homunkulus"). Dabei besteht die merkwürdige Tatsache, dass das Gesicht in der Nachbarschaft zur Hand abgebildet ist. Dies war der Schlüssel. Da die Handregion im Gehirn aufgrund der Amputation keinen neuronalen Input mehr erhalten hat, war dieses Areal nun ungenutzt – wie unbewohntes Land. Unbewohntes Land kann von den umliegenden Regionen genutzt und neu bevölkert werden – und genauso können die ungenutzten Gehirnareale von den umliegenden Arealen in ihre eigenen Aktivitäten einbezogen werden. Nachfolgende bildgebende Studien ergaben tatsächlich, dass durch die Berührung des Gesichts auch das ursprünglich der Hand zugeordnete Hirnareal mit aktiviert wurde. Deshalb wird die Berührung des Gesichts von höheren Gehirnzentren so fehlinterpretiert, dass sie als Berührung der Hand wahrgenommen wird. Diese Ergebnisse von Ramachandran waren ein wichtiger Beweis dafür, dass es im Gehirn zu umfangreichen Reorganisationen kommen kann, und diese die Ursache für ungewöhnliche Phänomene sein können. Darauf aufbauend wurden neue Rehabilitationsansätze entwickelt. So wurde nachgewiesen, dass es durch den Einsatz von speziellen myoelektrischen Prothesen zu einer Rückbildung der oben beschriebenen Reorganisationen der Gehirnregionen kommen kann. In einer Studie wurden Patienten mit Phantomschmerzen acht Elektroden am Stumpf angelegt. Diese Elektroden stimulierten an wechselnden Orten und mit wechselnder Stromfrequenz den Nerv, der das Gehirnareal der amputierten Gliedmaße versorgt. Auf diese Weise gelangten wieder Nervensignale in das Gehirnareale des amputierten Körperglieds. Am Ende der Studie ergab sich eine Reduktion des Phantomschmerzes um 60% sowie ein bedeutsamer Rückgang in der Reorganisation der Gehirnareale. In dem Ausmaß, in dem die Reorganisation zurück ging, war auch die Reduktion des Phantomschmerzes.

Bei dem Beispiel des Phantomschmerz kommt es zu Reorganisationen im Gehirn aufgrund des Ausbleibens von Nervensignalen aus dem Körper. Häufiger kommt es jedoch zu neuronalen Anpassungen im Gehirn aufgrund vermehrter Schmerzsignale. Die Konsequenz ist jedoch dieselbe: aufgrund der Anpassungsprozesse im Gehirn kommt es zu anhaltenden Schmerzerfahrungen auch ohne aktuelle Schädigungen von Körpergewebe. Die Anpassungsprozesse des Gehirns passieren aufgrund anhaltender Aktivitätsmuster der Nerven und diese Anpassungsprozesse sind zumindest teilweise beeinflussbar und dadurch wieder veränderbar.

All diese Veränderungen des peripheren und zentralen Nervensystems, die zu einer Sensibilisierung bis hin zur Verselbstständigung der Schmerzen führen, werden heute unter den Begriff „Schmerzgedächtnis“ zusammengefasst. In den letzten Jahren wurden sehr viele neurowissenschaftliche Studien gemacht, die einen tieferen Einblick in die Veränderungsprozesse bei chronischen Schmerzen geben. So konnte nachgewiesen werden, dass chronischer Schmerz in anderen Gehirnarealen verarbeitet wird wie akuter Schmerz, was dafür spricht, dass es gravierende Unterschiede zwischen den beiden gibt. Es gibt Hinweise, dass Menschen mit chronischen Schmerzen einen Neuronenverlust in bestimmten Gehirnbereichen haben, d.h. das Nervenzellen in diesen Gehirnbereichen absterben. Die Befunde deuten darauf hin, dass der Neuronenverlust ein anhaltender Prozess ist, der zumindest teilweise irreversibel ist. Außerdem gibt es Hinweise darauf, dass es eine genetische Veranlagung für chronische Schmerzen gibt.

Insgesamt wird durch neurowissenschaftliche Studien immer deutlicher, dass chronischer Schmerz vor allem als ein Problem neuronaler Veränderungen gesehen werden kann. Das bedeutet, dass chronische Schmerzzustände eine biologische Grundlage haben, die jedoch im Einzelfall schwer zu diagnostizieren sind. Jedenfalls sind chronische Schmerzen nicht einfach nur Einbildungen von Patienten.

Schmerzen durch Lernen

In dem Abschnitt „Psychosoziale Faktoren“ auf Seite 19 haben wir bereits erfahren, dass es bei einem Trauma zu einer Kopplung von Schmerzen mit anderen Sinneseindrücken kommen kann. Zu einer solchen Kopplung ist aber kein Trauma nötig. Prinzipiell ist eine solche Kopplung ein Lernvorgang. Das Gehirn lernt, dass es einen Zusammenhang zwischen zwei verschiedenen Reizen gibt. Meist ist es uns gar nicht bewusst, dass unser Gehirn etwas „gelernt" hat. Im Alltagsverständnis halten wir Lernen für einen bewussten Prozess, aber das ist nur ein kleiner Teil – vieles ist unbewusst. Zwei grundlegende Lernprinzipien sind das „klassische Konditionieren" und das „operante Konditionieren". Operante Konditionierung ist einfach zu verstehen: es heißt nichts anderes als Lernen durch Belohnung oder Bestrafung. Klassische Konditionierung wird am einfachsten verständlich durch ein klassisches Beispiel. Wenn einem Hund ein Napf voller Fressen gezeigt wird, dann fängt er an Speichel zu produzieren und zu sabbern. Das Fressen ist ein natürlicher Stimulus und löst die natürliche Reaktion der Speichelbildung aus. Wenn nun mit dem Fressen zeitnah regelmäßig eine Glocke geläutet wird, dann wird der Hund nach einiger Zeit schon aufgrund des Klangs der Glocke anfangen zu sabbern (das geschieht aber nicht bewusst – es ist eine automatische, unbewusste Reaktion des Körpers). Durch die zeitnahe gemeinsame Präsentation der Glocke mit dem Fressen hat das Gehirn diese beiden Reize gekoppelt, wodurch die Glocke zu einem konditionierten Stimulus wurde, der die konditionierte Reaktion der Speichelbildung auslösen kann.

Nach dem Prinzip der klassischen Konditionierung lassen sich viele Reize mit Schmerzen koppeln (wie es beim Trauma beschrieben wurde). Durch die Kopplung von Schmerzen mit verschiedenen Reizen, die ursprünglich nichts mit den Schmerzen zu tun hatten, können viele Situationen Schmerzen auslösen. Beispielsweise kann sich durch das zufällige gemeinsame

Auftreten von Schmerzen und dem Betreten des Schlafzimmers eine Kopplung zwischen Schmerz und Schlafzimmer ergeben. So kommt es beim Betreten des Schlafzimmers zu Schmerzen. Genauso zwischen Schmerz und bestimmten Bewegungen. Ebenso lassen sich Gefühle wie Angst, die durch Schmerzen ausgelöst werden, mit anderen Reizen koppeln. Beispielsweise hat jemand wiederholt die Erfahrung gemacht, dass bei einer bestimmten Bewegung starke Schmerzen auftreten, was mit Angst verbunden ist. Nach einiger Zeit wird allein die Vorstellung, diese bestimmte Bewegung ausführen zu müssen, Angst auslösen. Angst wiederum verstärkt die Schmerzempfindlichkeit und erhöht die Wahrscheinlichkeit, dass bei der Bewegung tatsächlich Schmerzen auftreten. Prinzipiell kann Gelerntes auch wieder verlernt werden. Um auf das klassische Beispiel zurückzukommen: wird wiederholt die Glocke geläutet ohne dass es Fressen gibt, wird die Glocke irgendwann keine Speichelbildung mehr auslösen. Das heißt, der ursprüngliche Reiz muss wiederholt ausbleiben. Bei chronischen Schmerzen ist das jedoch in der Regel nicht der Fall (der ursprüngliche Reiz ist der Schmerz, und der ist immer vorhanden), so dass sich hier keine Gelegenheit zum Verlernen gibt.

Die Effekte von Belohnung oder Bestrafung (= operante Konditionierung) sollten auf der Hand liegen. Unser Körper kann schnell lernen, dass er nur dann Ruhe bekommt und sich erholen darf (= Belohnung), wenn er Schmerzen hat. Ein Mensch kann auch lernen, dass er vor allem dann Zuwendung, Zärtlichkeit und Verständnis bekommt, wenn er Schmerzen hat. Ebenso kann er schnell lernen, dass körperliche Aktivitäten besser unterlassen werden, da sie mit Schmerzen (= Bestrafung) verbunden sind.

Stress

Es gibt einen engen Zusammenhang zwischen Schmerz und Stress. In der Regel führen Schmerzerfahrungen unmittelbar auch zu einer Stressreaktion. Bei chronischen Schmerzen ist der Körper daher im Dauerstress. Der damit verbundene anhaltend hohe Spiegel an Stresshormonen (vor allem Adrenalin und Kortisol) im Blut hat vielfältige negative Konsequenzen für das körperliche und seelische Befinden. Die vermehrte Produktion von Stresshormonsensoren kann die Schmerzempfindlichkeit erhöhen. Insbesondere wenn schon Beeinträchtigungen wie chronische Entzündungen oder Nervenverletzungen bestehen, kann Stress daher Schmerzen verstärken oder verursachen. Durch die anhaltende Stressreaktion ist es für den Körper schwer möglich herrunterzufahren und sich zu regenerieren. Anhaltender Stress kann zu Schlaflosigkeit, Magen- und Darmproblemen, Sexualstörungen, Gedächtnisverlust, Depression, Immunschwäche, Aggressivität, Diabetes und vielem mehr führen.

Eine Tierstudie konnte zeigen wie gravierend und nachhaltig der Einfluss von frühen Stresserfahrungen sind. In der Studie wurden neugeborene Ratten anhaltendem Stress ausgesetzt. Als erwachsene Tiere zeigten diese Ratten eine anhaltende Hyperalgesie (Schmerzüberempfindlichkeit) und eine muskulärer Sensibilisierung. Diese Ergebnisse können mit der menschlichen Schmerzstörung der Fibromyalgie in Zusammenhang gebracht werden, die mit einer erhöhten Schmerzempfindlichkeit des ganzen Körpers und wechselnden Schmerzen in der Muskulatur verbunden ist, und deren Betroffene häufig von erheblichem Kindheitsstress berichten.

Darüber hinaus gibt es ein enges Zusammenwirken von Stress und Immunsystem. Lang anhaltender Stress und Schmerzen führen in der Regel zu Veränderungen im Immunsystem. Dadurch befinden sich beispielsweise mehr entzündungsfördernde Stoffe im Körper. Entzündungen wiederum verstärken und bewirken Schmerzen.

Muskelspannung

Ein wichtiges Konzept bei chronischen Schmerzen ist der sogenannte Schmerz-Muskelspannung-Schmerz-Kreislauf. Schmerzen lösen unmittelbar eine Erhöhung der Muskelspannung aus. Dies ist sinnvoll und notwendig. Schmerzen lösen beispielsweise schützende Reflexbewegungen aus und diese sind nur durch Muskelspannung möglich. Problematisch wird es erst, wenn Schmerzen anhalten und dadurch eine permanente Muskelspannung auftritt. Muskelverspannungen und Muskelverkürzungen führen zu einem Anstieg an Säuren in der Muskulatur, die Schmerzen verursachen. Muskeln haben viele Schmerzrezeptoren und können daher unter gegebenen Umständen erhebliche Schmerzen bereiten. So ziemlich jeder hat schon einmal die Erfahrung gemacht, dass er so starke Muskelverspannungen hatte, das „Knoten" zu fühlen waren. Übt jemand Druck auf diese Muskelknoten aus ist das extrem schmerzhaft. Eine entspannte Muskulatur hätte den Druck wahrscheinlich wahrgenommen, aber nicht mit Schmerzen reagiert. Zusammengefasst besagt der Kreislauf also, dass chronische Schmerzen zu Muskelverspannungen führen, die wiederum Schmerzen verstärken oder auslösen, was zu einer weiteren Verspannung der Muskulatur führt.

Schonung und Überforderung

Viele Menschen reagieren auf eine akute Verletzung mit Schonung. Das ist vernünftig und sinnvoll, denn das verletzte Gewebe kann ungestört heilen. Problematisch wird auch dieses Verhalten wenn es über längere Zeit andauert. Wir haben schon besprochen, dass eine Grundfunktion unseres Körpers darin besteht, sich an Umweltanforderungen anzupassen. Bei längerer Schonung wird der Körper daher schnell damit beginnen Muskeln abzubauen. In der Fachsprache sagt man, der Körper dekonditioniert. Diese Dekonditionierung bewirkt, dass der Körper vielen normalen Anforderungen nicht mehr gerecht werden kann, denn er hat nur noch wenig Kraft, wenig Ausdauer und wenig Flexibilität. Gleichzeitig kann die geschwächte Muskulatur auch kaum noch ihre Schütz- und Stützfunktion für den Bewegungsapparat erfüllen, so dass es zu vermehrten Gelenkproblemen kommen kann. Ebenso sind Schonhaltungen meist unnatürlich und belasten den Bewegungsapparat ungewohnt einseitig, so dass es auch dadurch zu vermehrten Schmerzen und Folgeproblemen kommen kann. Schonhaltungen werden jedoch häufig unbewusst beibehalten, selbst wenn die Verletzungen schon abgeheilt sind.

Erschwerend kommt hinzu, dass ein dekonditionierter Körper nicht mehr weiß, was er leisten kann. Normalerweise hat jeder Mensch durch seine vielfältigen Erfahrungen im Alltag ein gutes Gefühl dafür, was er seinem Körper zumuten kann und was zu viel ist. Der Prozess der Dekonditionierung geht dagegen sehr schnell, so dass daher in der Regel jegliches Gefühl für die aktuelle Leistungsfähigkeit des Körpers fehlt. Die Folge ist, dass sich viele Menschen mit chronischen Schmerzen wiederholt überfordern, da sie ihre aktuelle Leistungsfähigkeit falsch einschätzen. Durch die Überlastung kommt es zu einer deutlichen Schmerzverstärkung über eine gewisse Zeit. Wenn die Schmerzen dann wieder ein wenig nachlassen erfolgt ein nächster Belastungsversuch, bei dem sich häufig die Überlastung wiederholt. Dies führt in eine Abwärtsspirale und zu einer stetige Verschlimmerung der Schmerzen. Wenn Menschen einen hohen Anspruch an sich selbst haben und wenn viele Aufgaben liegen geblieben sind kommt es besonders leicht zu solchen wiederkehrenden Überlastungen.

Zur Überlastung kommt es auch besonders leicht bei den Menschen, die die Zähne zusammenbeißen und weitermachen als sei nichts geschehen. Auch dieses Verhalten kann unter gegebenen Umständen sinnvoll sein. Bei chronischen Schmerzen jedoch ist es sehr problematisch, vor allem wenn wir uns in Erinnerung rufen, wie die neuronalen Grundlagen der Chronifizierung sind. Schmerz chronifiziert umso schneller, je intensiver die Schmerzreize sind und je länger sie andauern. Wenn jemand die Zähne zusammenbeißt und geschädigtes Gewebe weiter voll belastet, schafft er hier keine günstigen Voraussetzungen.

Gedanken

Gedanken und Verhalten stehen in engem Zusammenhang. Wir verhalten uns meist so wie es unserer (unbewussten) Überzeugung entspricht, dass es richtig ist sich zu verhalten. Wenn wir der Überzeugung sind, dass es richtig ist, sich vollkommen zu schonen bis die schlimmen Schmerzen vorbei sind, dann werden wir das tun. Ebenso werden wir keine Bewegungen ausführen die Schmerzen verursachen, wenn wir denken, dass wir dadurch unserem Körper schaden.

Gedanken sind Nervenimpulse die erheblichen Einfluss auf das gesamte Gehirn und damit den gesamten Körper haben können. Gedanken und Vorstellungen können intensive Gefühle auslösen, wie Angst, Ekel oder Scham. Gedanken können Schmerzen verstärken und bei Menschen mit chronischen Schmerzen reicht manchmal schon der Gedanke an eine bestimmte Bewegung aus um Schmerzen auszulösen.

Als ein Prädiktor für die Chronifizierung von Schmerz haben sich katastrophisierende Gedanken erwiesen, d.h. ein Mensch, der denkt, dass seine Schmerzen mit katastrophalen Konsequenzen verbunden sind, wird mit höherer Wahrscheinlichkeit eine chronische Schmerzerkrankung entwickeln als ein Mensch, der eher gelassen mit seinen Schmerzen umgeht. Typische Beispiele für solche katastrophisierende Gedanken sind: „Die Therapie hat keine Besserung gebracht, es muss daher eine ganz schlimme Krankheit sein“ oder „Die Schmerzen werden sicherlich immer schlimmer werden und mein ganzes Leben geht den Bach runter“.

Gefühle

Auch zwischen Gefühlen, Schmerz und Verhalten besteht eine enge Wechselwirkung, was bereits mehrfach angeklungen ist. Schmerzen drücken unmittelbar auf die Stimmung und lösen Ängste aus. Angst ist eine Grunderfahrung vieler Menschen mit chronischen Schmerzen. Angst wiederum ist ein Schmerzauslöser. Negative Stimmungen verstärken Schmerzen während eine heitere Stimmung zu einer verminderten Schmerzwahrnehmung führt. Wenn Menschen niedergeschlagen sind ziehen sie sich in der Regel zurück, sie vermeiden soziale Kontakte und sind inaktiv. Über längere Zeit führt dies zu den Effekten der oben beschriebenen Schonung sowie zu einer weiteren Verschlechterung der Stimmung, da man zuhause sehr viel Zeit hat sich mit seiner misslichen Lage zu beschäftigen und man gleichzeitig wenig positive Erlebnisse hat. Durch verschiedene Studien wurde nachgewiesen, dass chronische Schmerzen zu einer Zunahme von psychischen Belastungen und sozialen Problemen führen. Umgekehrt gibt es einen Einfluss von Depressionen und Angststörungen auf die Chronifizierung von Schmerz. Es kann sogar sein, dass ein Mensch „nur" aufgrund einer Depression körperliche Schmerzen hat – wird die Depression erfolgreich behandelt verschwinden auch die Schmerzen.

Zusammenfassung

Auch wenn hier kein geschlossenes Modell der Schmerzchronifizierung dargestellt werden konnte, sollten doch die verschiedenen Einflussfaktoren und deren Wechselwirkungen verständlich geworden sein. Ich hoffe, dass es mir gelungen ist, den lapidaren Satz „Schmerzen sind ein biopsychosoziales Phänomen" mit Leben zu füllen und verständlich zu machen, was das konkret bedeuten kann. Dabei möchte ich aber auch nicht vergessen zu betonen, dass zwar in verschiedenen Studien nachgewiesen werden konnte, dass die beschriebenen psychosozialen Faktoren einen Einfluss auf die Chronifizierung von Schmerz haben, dass aber die genauen Wirkmechanismen noch weitgehend unklar sind. Es ist zu hoffen, dass die weitere Forschung hier Antworten liefern kann.

Hier noch einmal eine Zusammenfassung der wichtigsten Prozesse, die bei der Chronifizierung von Schmerz eine Rolle spielen können:

Neuronale Veränderungen

- *Sensibilisierung des Schmerzsystems auf Ebene der peripheren Nerven, des Rückenmarks sowie des Gehirns*
- *Chronischer Schmerz kann als ein Problem neuronaler Veränderungen gesehen werden, die teilweise nicht mehr rückgängig zu machen sind (z.B. Verlust von Nervenzellen im Gehirn)*
- *Das Ausmaß der neuronalen Veränderungen sind abhängig von Intensität und Dauer der Schmerzsignale*

Schmerzen durch Lernen

- *Kopplung von Schmerzen mit eigentlich neutralen Reizen durch klassische Konditionierung (z. B. bei einem Trauma)*
- *Erlernen von schmerzverschlimmernden Verhaltensweisen durch Belohnung oder Bestrafung*

Wechselwirkung von Schmerz und Stress

- *Schmerzen lösen Stress aus – Stress kann Schmerzen verstärkt oder auslösen*
- *Chronische Schmerzen führen zu Dauerstress, der zu weiteren Belastungen des Körpers führt*
- *Frühe Stresserfahrungen können zu einer anhaltenden Schmerzüberempfindlichkeit und Sensibilisierung der Muskeln führen*
- *Auch Veränderungen im Immunsystem verstärken und bewirken Schmerzen, beispielsweise durch Entzündungen*

Schmerz-Muskelspannung-Schmerz-Kreislauf

Negative Effekte von Schonung und Überlastung

- *Dekonditionierung des Körpers wodurch Alltagsanforderungen zu Überlastungen führen können*
- *Fehlerhafte Einschätzung des Leistungsvermögens, was zu einem Teufelskreis aus Schonung-Überlastung-Schonung führen kann*
- *Durchhalten und Überforderung führen durch intensivere und länger anhaltende Schmerzreize zu einer schnelleren Chronifizierung*

Gedanken

- *Gedanken verstärken Schmerzen oder können Schmerzen auslösen*
- *Die Überzeugung, dass körperliche Bewegung schadet, trägt zu einer Chronifizierung bei*
- *Katastrophisierende Gedanken können zu einer Schmerzchronifizierung beitragen*

Gefühle

- *Schmerzen drücken auf die Stimmung und negative Stimmung verstärkt die Schmerzwahrnehmung*
- *Negative Stimmungen können zu Inaktivität und Schonung führen*
- *Chronische Schmerzen führen häufig zu einer Zunahme von psychischen Belastungen und sozialen Problemen*
- *Schmerzen können ein Symptom von Depressionen sein*

Hilfe bei chronischen Schmerzen

Die beste Therapie ist die, die man nicht braucht. Daher hoffe ich, dass die Hinweise in diesem Buch auch dazu beitragen können, chronischen Schmerzen vorzubeugen. Letztlich liegt das natürlich nicht in unserer Hand, denn selbst wenn ein Mensch nach aktuellem Wissensstand alles „richtig" macht, gibt es keine Garantie, dass er kein chronisches Schmerzsyndrom entwickeln wird. Dennoch gibt es einen Freiraum, den jeder Mensch für sich gestalten und nutzen kann. Auch wenn es oft nur Kleinigkeiten sind, so denke ich doch, dass es sich lohnt, diese zu berücksichtigen.

Alle folgenden Hinweise und Strategien zum Umgang mit chronischen Schmerzen gelten nicht uneingeschränkt. Nicht jede Strategie ist für jeden Menschen mit chronischen Schmerzen hilfreich. Vielmehr stellen sie eine Sammlung von Anregungen dar, auf die Betroffene von Schmerzen zurückgreifen und sich Gedanken darüber machen können, was für jeden individuell hilfreich sein könnte. Das hört sich vielleicht ein wenig seltsam an, denn eigentlich sind wir es ja gewohnt, dass uns der Experte genau sagt, was wir tun müssen, damit es besser wird. Genau das mag aber eines der Probleme bei chronischen Schmerzen sein, dass zu viele „Experten" uns sagen, was wir tun müssen und was gut für uns ist. Es ist meine Überzeugung, dass es bei chronischen Schmerzen von ganz besonderer Wichtigkeit ist, dass wir selbst zu den Experten über unsere Schmerzen werden. Dazu brauchen wir ziemlich sicher Hilfe von Experten aus verschiedenen Fachbereichen, die uns ihr Wissen und ihre Erfahrung zur Verfügung stellen, damit wir uns dieses Wissen und die Erfahrung über die Zeit aneignen können. Letztlich sollte aber jeder von uns selbst entscheiden, was er tut und was nicht.

Hinweise zur Prävention

Da wir aus dem vorherigen Kapitel wissen, dass sich ein Schmerzgedächtnis umso schneller ausbildet umso intensiver und länger Schmerzen vorhanden sind, sollten wir darum bemüht sein, Schmerzen möglichst schnell auf ein erträgliches Niveau zu bringen oder ganz auszuschalten. Das heißt, dass wir im Zweifelsfalle nicht die Zähne zusammenbeißen sondern lieber für eine begrenzte Zeit wirksame Schmerzmedikamente nehmen sollten, um einem Schmerzgedächtnis vorzubeugen. Andererseits, so sinnvoll die gezielte Einnahme von Schmerzmitteln sein kann, so problematisch kann diese auch sein, insbesondere wenn sie ohne ärztliche Aufsicht erfolgt. So kann es zum Beispiel zu „medikamenteninduzierten Kopfschmerzen“ kommen, d.h. Kopfschmerzen, die durch die zu häufige Einnahme von Schmerzmedikamenten erst entstehen.

Wir sollten Schmerzen nicht einfach ignorieren und dem Körper rücksichtslos weiter Belastungen zumuten, die zu einer Verschlimmerung der Schmerzen führen. Wir sollten uns aber wenn möglich auch nicht vollkommen schonen und aus dem normalen Alltag rausnehmen. Die Problematik von anhaltender Schonung und Überlastung wurden in dem Abschnitt „Schonung und Überforderung“ auf Seite 44 beschrieben. Das Ziel sollte darin bestehen, eine gute Mitte zwischen Aktivitäten und Schonung zu finden, wie es auch im Abschnitt „Bewegung im richtigen Maß“ auf Seite 58 beschrieben wird.

Vorsicht ist auch bei gut gemeinten Behandlungsversuchen geboten, die nicht auf einer sicheren und nachvollziehbaren Diagnose beruhen. Es ist immer wichtig sich eine zweite und dritte Fachmeinung einzuholen, bevor man beispielsweise einer Operation zustimmt. Gerade wenn Schmerzen schon chronisch sind, sind Operationen meist nicht hilfreich und nicht selten ist es danach noch schlimmer wie zuvor. Eine Operation ist immer ein belastender Eingriff, von dem sich der Körper noch zusätzlich erholen muss. Dennoch können Operationen auch sinnvoll und manchmal notwendig sein. Prinzipiell sollte man sich nicht mit unverständlichen Antworten abspeisen lassen, sondern so lange nachfragen, bis man wirklich alles verstanden hat. Auch sollte man nach der klinischen Relevanz von diagnostischen Ergebnissen fragen, denn beispielsweise haben viele Menschen degenerative Veränderungen, ohne dass diese Schmerzen auslösen. Nur weil auf einem Röntgenbild leichte degenerative Veränderungen zu sehen sind, heißt das nicht, dass diese für die Schmerzen wirklich bedeutsam sind und daher operiert werden sollten.

Wie im vorherigen Kapitel ausgeführt, sind psychosoziale Risikofaktoren von Bedeutung wenn es um die Chronifizierung von Schmerzen geht. Einige dieser Risikofaktoren sind im folgenden Kasten noch einmal aufgelistet. Insbesondere wenn mehrere davon gleichzeitig vorliegen ist es ratsam, diese in Angriff zu nehmen. Möglicherweise ist es dazu auch notwendig sich spezifische Hilfe zu suchen, beispielsweise durch eine Psychotherapie, eine Sozialberatung oder eine Familientherapie.

Psychosoziale Risikofaktoren:

- *Chronischer Stress*
- *Anhaltende Belastung nach traumatischen Erlebnissen*
- *Depressive Stimmung oder ausgeprägte Ängste*
- *Starke Gefühle von Hilflosigkeit oder Resignation*
- *Erhebliche Partnerprobleme oder Familienkonflikte*
- *Substanzmissbrauch, beispielsweise von Medikamenten oder Alkohol*
- *Existenzielle Ängste aufgrund finanzieller Verluste und der beruflichen Zukunft*
- *Ständige Katastrophengedanken, also sich immer das Schlimmste ausmalen*
- *Streit um Unterstützungsgelder oder Rente*
- *Sozialer Rückzug*
- *Anhaltende Schlafstörungen*
- *Ungünstige Umgangsformen mit den Schmerzen, wie anhaltende Passivität, Überbelastung, Verleugnung oder Selbstbeschuldigungen*

Allgemeine Therapieempfehlungen

Chronische Schmerzen sind schwierig zu behandeln. Sie unterscheiden sich erheblich von akuten Schmerzen. Was bei akuten Schmerzen hilfreich ist kann bei chronischen Schmerzen nutzlos sein oder diese noch schlimmer machen, beispielsweise körperliche Schonung. Mehrere Studien konnten zeigen, dass die traditionellen medizinischen Behandlungsansätze meist wenig erfolgreich sind. Dazu zählen beispielsweise Medikamente, Spritzen oder Operationen. Was sich dagegen als hilfreich erwiesen hat sind interdisziplinäre Ansätze, d.h. Therapieansätze, bei denen Therapeuten aus verschiedenen Fachbereichen eng zusammenarbeiten, ihre fachlichen Ansichten austauschen und einen Behandlungsplan mit verschiedenen Therapien anbieten. Dies umfasst beispielsweise eine fundierte Aufklärung über die Besonderheiten von chronischen Schmerzen und der individuellen Erkrankung, Physiotherapie, Massagetherapie, Elektrotherapie, Trainingstherapie, Entspannungsverfahren, Biofeedback, Musiktherapie, Kunsttherapie, Tanztherapie, Psychotherapie und wenn nötig Medikamente oder Spritzen.

Ein solcher interdisziplinärer Therapieansatz ist jedoch im Alltag schwer zu verwirklichen. Zum einen haben die Therapeuten in den öffentlichen Praxen meist wenig Zeit und allein die räumliche Trennung ist ungünstig, so dass es nur schwer bis gar nicht zu einem interdisziplinären Austausch der behandelnden Therapeuten (Arzt, Physiotherapeut, Psychologe, Masseur etc.) kommen kann. Zum anderen gibt es zum aktuellen Zeitpunkt leider noch eher wenig Therapeuten, die sich mit chronischen Schmerzen und ihren Besonderheiten auskennen. Dies führt nicht selten zu schlechten Behandlungsergebnissen, da beispielsweise die Standardübungen des Physiotherapeuten leicht zu einer Überlastung führen können.

Es ist daher im heimatlichen Umfeld nicht leicht einen solchen interdisziplinären Ansatz zu verwirklichen. Gleichzeitig ist es nicht unmöglich, auch wenn vielleicht an der Kommunikation der Therapeuten untereinander Abstriche gemacht werden müssen. Man sollte es auf jeden Fall versuchen. Das Internet oder Empfehlungen von Bekannten können dabei helfen geeignete Therapeuten zu finden. Die Alternative sind spezialisierte Kliniken mit sogenannten „Interdisziplinären Schmerzzentren", von denen es mittlerweile einige in Deutschland gibt (wenn auch mit sehr unterschiedlichen therapeutischen Standards). Das Problem ist hier wiederum, dass die Behandlung in solchen spezialisierten Einrichtungen sehr teuer ist und von den Krankenkassen daher erst bezahlt wird, wenn alle anderen Behandlungsmöglichkeiten ausgeschöpft wurden. Außerdem haben die meisten dieser Einrichtungen lange Wartezeiten (denn der Bedarf ist groß). Es ist jedoch wichtig zu wissen, dass es diese spezialisierten Einrichtungen gibt und man sollte nicht zögern, sich rechtzeitig um einen Therapieplatz zu bemühen. Ich bin überzeugt, dass durch eine frühzeitige Behandlung in einem interdisziplinären Schmerzzentrum vielen Menschen geholfen werden kann und längerfristig deutlich Kosten gespart werden könnten.

Viele der im Folgenden beschriebenen Strategien werden auch in diesen Schmerzzentren vermittelt. Der Fokus der folgenden Ausführungen liegt auf den psychologischen Ansätze, da dies mein Fachgebiet ist. Das Ziel psychologischer Therapieansätze besteht in erster Linie in einer Verbesserung der Lebensqualität und des seelischen Wohlbefindens. Schmerzen lassen sich durch psychologische Strategien lindern und eine Linderung der Schmerzen führt wiederum zu einer besseren Lebensqualität. Andererseits ist chronischer Schmerz in vielen Fällen eine überdauernde Erkrankung, die das Leben grundlegend verändern kann. Die chronischen Schmerzen sind mit vielfältigen Verlusten verbunden die oft nicht umkehrbar sind. Es muss daher auch darum gehen, wie man mit diesen bleibenden Beeinträchtigungen leben und das Beste daraus machen kann. Letztlich muss jeder Mensch, der an chronischen Schmerzen leidet, seinen eigenen, ganz individuellen Weg finden. Das Wichtigste dabei ist, dass die Person, die an chronischen Schmerzen leidet, ihre Autonomie und Würde behalten und einen Sinn in ihrem Leben sehen kann.

Die folgenden Beschreibungen geben einen Überblick darüber, was es an hilfreichen Strategien bisher gibt. In vielen Fällen mag die Beschreibung nicht ausreichen, um Übungen wirksam umzusetzen. Detaillierte Beschreibungen würden jedoch einerseits den Rahmen dieses Buches sprengen, andererseits dennoch häufig nicht dem theoretischen Reichtum gerecht werden, der im Hintergrund dieser Strategien steht. Im Anhang empfehle ich daher einige Bücher, die sich mit einzelnen Strategien auseinandersetzen, sehr viel mehr in die Tiefe führen und gut erklärte Übungsanleitungen enthalten.

Hilfreiche Strategien

> *Herr, schenke mir die Gelassenheit, die Dinge hinzunehmen, die ich nicht ändern kann, den Mut, die Dinge zu ändern, die ich ändern kann, und die Weisheit, das eine vom anderen zu unterscheiden.*
>
> *(Christoph Öttinger)*

Dieses Gebet von Christoph Öttinger dürfte vielen Menschen bekannt sein. In meinen Augen ist dieser Satz in der Therapie chronischer Schmerzen zentral. In vielen Fällen sind chronische Schmerzen beeinflussbar. Wenn es Möglichkeiten gibt, die Schmerzen positiv zu beeinflussen und zu reduzieren, dann sollten wir das tun und uns bestmöglich darum bemühen. Wir sollten nicht vorzeitig aufgeben, resignieren oder bedeutsame Aktivitäten aufgeben. Auf der anderen Seite sind viele chronische Schmerzen nur begrenzt beeinflussbar und das bedeutet, dass trotz bester Therapie ein gewisses Maß an Schmerzen bestehen bleiben wird, mit dem wir uns arrangieren müssen. Es kann sein, dass wir uns von wichtigen Aktivitäten und Zukunftsplänen verabschieden müssen, da die Schmerzen sie nicht mehr zulassen. Zumindest sind manche Aktivitäten nicht mehr in dem Ausmaß möglich, wie wir sie gerne ausüben würden. Aber oftmals sind sie noch in gewissen Maßen und mithilfe eines geschickten Einsatzes von Strategien möglich. Die Herausforderung von chronischen Schmerzen besteht darin, die Balance zu finden zwischen den Bemühungen um Schmerzbewältigung und der Akzeptanz von bleibenden Beeinträchtigungen.

Bewegung im richtigen Maß

Wir tendieren bei Schmerzen zu Schonung. Im vorherigen Kapitel haben wir uns mit den Folgen von längerfristiger Schonung auseinandergesetzt. Anhaltende Schonung und Inaktivität führen zu einer Dekonditionierung des Körpers und zu weiteren Schmerzen. Die Weiterführung bzw. Wiederaufnahme von Bewegung und Aktivitäten ist daher von grundlegender Bedeutung für eine mögliche Besserung der Schmerzproblematik. Insbesondere wenn die Schmerzen mit Verspannungen und Stress zusammenhängen, ist Bewegung von kaum zu überschätzender

Bedeutung. Muskeln brauchen Bewegung um gut „durchgespült“ zu werden, damit Abfallprodukte des Stoffwechsels (wie Milchsäure) abtransportiert und Nährstoffe hintransportiert werden können. Muskeln müssen kräftig und gleichzeitig dehnbar sein, damit sie widerstandsfähig sind und ihre Stabilisierungs- und Schutzfunktion erfüllen können.

Ein großes Hindernis besteht oft darin, dass man aufgrund vieler negativer Erfahrungen Angst davor hat, sich zu bewegen und körperlich aktiv zu sein. Im Hintergrund steht dabei auch die Auffassung, dass der Schmerz ein Zeichen für eine Gewebeschädigung ist. Daher liegt die Befürchtung nahe, dass Bewegung dem Körper schadet, wenn durch die Bewegung Schmerzen verstärkt werden. Hier ist das Wissen aus dem letzten Kapitel wichtig, dass chronische Schmerzen eben nicht mehr Zeichen einer Gewebeschädigung sein müssen und daher verstärkte Schmerzen auch kein Zeichen dafür sind, dass Bewegung dem Körper schadet. Ganz im Gegenteil ist es oft so, dass ein spezifisches körperliches Training langfristig zu Verbesserungen führt, auch wenn es zu Beginn des Trainings zu einer leichten Schmerzzunahme kommt.

Im vorherigen Kapitel haben wir auch erfahren, dass Schmerzen durch Kopplung mit anderen Reizen eine erlernte Reaktion des Körpers sein können. Das kann dazu führen, dass Bewegungen oder auch schon die Vorstellung einer bestimmten Bewegung Schmerzen auslösen können. Um diese Koppelung wieder zu „verlernen“ müssten die Schmerzreize ausbleiben. Es ist daher von großer Bedeutung, dass Bewegungen weitgehend schmerzfrei ausgeführt werden, um ein Verlernen der erlernten Schmerzen zu ermöglichen. Hier können richtig eingesetzte Schmerzmedikamente möglicherweise eine große Hilfe sein.

Bei chronischen Schmerzen kommt es bei vermehrter Bewegung und Aktivität leicht zu Problemen. Eine Schwierigkeit besteht darin, dass Aufgrund der Dekonditionierung die Fähigkeit beeinträchtigt ist, die eigene Leistungs- und Belastungsfähigkeit des Körpers richtig einzuschätzen. Außerdem entstehen über die Zeit oft muskuläre Dysbalancen, die sich nicht von selbst wieder normalisieren und so zu Folgeproblemen führen können. Bei chronischen Schmerzen ist es daher ganz besonders wichtig, das richtige Maß zwischen den Polen von zu viel Bewegung (Überlastung) und zu wenig Bewegung (Schonung) zu finden. Dazu ist es in vielen Fällen notwendig, mit spezifischen Übungen (idealerweise vom Physiotherapeuten individuell angepasst) und sehr geringer Intensität zu beginnen. Das kann für Betroffene mitunter sehr frustrierend sein, wenn sich beispielsweise das „Training" auf 10 Minuten auf dem Ergometer bei niedriger Wattzahl beschränkt. Insbesondere wenn derjenige zuvor ein sportlicher Mensch war. Man sollte sich daher immer vor Augen halten, dass Überforderung keinerlei Besserung bringt und es sinnvoller ist, sich an der aktuellen Leistungsfähigkeit zu orientieren. Auf dieser Grundlage kann sich die Leistungsfähigkeit über die Zeit wieder verbessern. In der Fachsprache nennt man dieses Trainingsverhalten „Pacing", was soviel heißt wie „allmählich Gas geben". Eine hilfreiche Regel kann hier die 70%-Regel sein. Hierbei wird zunächst der Grenzwert bestimmt, wie lange eine bestimmte Aktivität durchgeführt werden kann, ohne dass die Schmerzen schlimmer werden. Beispielsweise verschlimmern sich die Schmerzen nach 20 Minuten Spazierengehen. Von diesen 20 Minuten werden sicherheitshalber 30% abgezogen, so dass 14 Minuten der aktuelle Trainingswert ist. Diese Trainingsvorgabe wird für mindestens 2 Wochen beibehalten und nicht überschritten, auch wenn man sich an einem Tag gut fühlt und denkt, man könnte locker mehr machen. Die Steigerung des Trainingsumfangs sollte zurückhaltend geplant werden. Nach ein paar Wochen kann wiederum der Grenzwert bestimmt werden, der sich wahrscheinlich gesteigert hat. Es macht in der Regel wenig Sinn, den Grenzwert alle paar Tage zu bestimmen.

Ein guter Physiotherapeut, der sich mit chronischen Schmerzen auskennt, ist von unschätzbarem Wert. Von ihm erhält man individuell angepasste Übungen und Rückmeldungen. Mit ihm kann man über die Erfahrungen mit den Übungen sprechen und diese dann gegebenenfalls gemeinsam anpassen. Er wird auch auf eine Balance von Aktivität und Erholung achten. Daneben gibt es natürlich auch einige Bücher, die eine gewisse Hilfe sein können.

Der Umgang mit Stress

Stress ist eine Reaktion des gesamten Organismus und schafft die Voraussetzungen um Gefahren gut zu bewältigen. Dies erklärt vielleicht auch seine enge Kopplung mit Schmerz – während Schmerz vor Gefahr warnt hilft die Stressreaktion die Gefahr zu überstehen. Durch die Stressreaktion wird der Körper aktiviert und auf maximale Leistung eingestimmt. Denn zur Bewältigung vieler klassischer Gefahrensituationen musste der Mensch früher entweder kämpfen oder fliehen. Sowohl für Kampf als auch für Flucht muss der Organismus maximal leistungsfähig sein, um eine möglichst hohe Überlebenswahrscheinlichkeit zu haben. Diese Aktivierungsfunktion wird deutlich wenn man sich die Symptome der Stressreaktion vergegenwärtigt. Alle

Körperfunktionen, die zu einer hohen Leistungsfähigkeit beitragen, werden erhöht (wie Blut-Kreislaufsystem, Blutzucker, Sauerstoffzufuhr, Muskelspannung etc.), während alle hinderlichen Funktionen herrunterreguliert werden (wie Magen-Darm-Tätigkeit, Sexualfunktionen etc.).

Beispiele körperliche Stresssymptome:

- *Ausschüttung von Stresshormonen (vor allem Adrenalin und Kortisol)*
- *Erhöhung der Muskelspannung*
- *Herzrasen*
- *Erhöhung des Blutdrucks*
- *Erhöhung der Gerinnungsfähigkeit des Blutes*
- *Rückzug des Blutes von der Peripherie zum Körperzentrum und zu den großen Muskeln*
- *Beschleunigung der Atmung*
- *Vermehrtes Schwitzen*
- *Erhöhung des Blutzuckerspiegels*
- *Erhöhter Harn- und Stuhldrang*
- *Verminderung der Magen-Darm-Funktionen*
- *Verminderung der Sexualfunktionen*

Stresssymptome auf Gefühls- und Gedankenebene:

- *Gesteigerte Wachsamkeit*
- *Einengung der Aufmerksamkeit auf die Gefahr*
- *Erhöhung der kognitiven Leistungsfähigkeit, aber auch Denkblockaden*
- *Angst*
- *Unruhe und Nervosität*
- *Aggressivität und Reizbarkeit*

- *Gefühl des Ausgeliefertsein*
- *Gedanken der Hilflosigkeit*

Stresssymptome auf Verhaltensebene:
- *Flucht*
- *Planloses Agieren, Hektik*
- *Schreien, Weinen*
- *Vermeidung von Situationen*
- *Starrwerden vor Schreck*

Die Stressreaktion wird im Wesentlichen durch zwei Systeme gesteuert. Einmal kommt es zur Aktivierung der Hypothalamus-Hypophysen-Nebennierenrinden-Achse (HHNA). Dabei wird durch die Aktivierung des Hypothalamus von der Hypophyse ein Hormon in die Blutbahn ausgeschüttet. Erreicht dieses Hormon die Nebennierenrinde werden von dieser Stresshormone, insbesondere Kortisol, ins Blut abgeben, die daraufhin den ganzen Körper aktivieren. Da dieser Vorgang über den Blutkreislauf vermittelt wird dauert die Aktivierung einige Sekunden bis Minuten. Das andere System ist das Hypothalamus-Nebennierenmark-System. Hierbei wird durch den Hypothalamus direkt der Sympathikus (ein Teil des autonomen Nervensystems) aktiviert, der sowohl eine direkte Aktivierung des Körpers als auch die Ausschüttung von Adrenalin und Noradrenalin vom Nebennierenmark in die Blutbahn bewirkt. Diese Aktivierung geschieht sehr schnell.

Stress ist eine wichtige und sinnvolle Reaktion. Ein Leben gänzlich ohne Stress ist weder möglich noch sinnvoll. Viele Menschen suchen sogar bewusst stressige Situationen auf, wie beispielsweise Horrorfilme, Thriller, Abenteuerreisen, Bungee

Jumping oder die Ausübung gefährlicher Sportarten. Sie lieben den gewissen Kick, der durch die Ausschüttung der Stresshormone entsteht. Ein Leben ohne jeglichen Stress ist nicht nur unmöglich sondern auch langweilig. Es ist daher wichtig Stress differenziert zu sehen und nicht global als negativ abzustempeln. Wie so oft geht es vor allem um das Ausmaß und die Umstände des Stresses.

Akuter Stress wird von vielen Menschen als unangenehm empfunden. Für einen gesunden Körper ist akuter Stress jedoch in der Regel unproblematisch. Problematisch wird Stress vor allen Dingen in zweifacher Hinsicht. (1) Wenn es sich um ein traumatisches Ereignis handelt, das zu einer extremen Stressreaktion führt. Ein solches Extremstressereignis kann zu lang anhaltenden Beeinträchtigungen führen, auch wenn das Ereignis einmalig und nur von kurzer Dauer war. Das typische Symptommuster, unter dem Menschen nach solchen Extremstressereignissen leiden können, wird als Posttraumatische Belastungsstörung bezeichnet. (2) Wenn der Stress anhält und chronisch wird. Chronischer Stress ist heute ein weit verbreitetes Problem. Stress wird chronisch entweder wenn eine Belastungssituation entsteht die nicht bewältigt werden kann (und daher bestehen bleibt) und aus der es kein Entkommen gibt. Oder wenn ständig neue Belastungssituationen auftauchen, so dass jede Belastung für sich zwar bewältigt werden kann, aber stets unmittelbar die nächste folgt.

Die „Gefahren“ der heutigen Welt sind vielfältiger geworden und bei weitem nicht jede dieser Gefahren lässt sich durch körperlichen Kampf oder Flucht lösen. Ganz im Gegenteil ist der Mensch heute in vielen stressigen Situationen körperlich inaktiv, während sein Körper von Stresshormonen durchflutet wird und daher unter vollem Dampf steht. Bildhaft gesprochen ist dies ein wenig so, wie wenn man beim Auto das Gaspedal voll durchdrückt während man gleichzeitig voll auf der Bremse steht. Das tut auf die Dauer nicht gut.

Eine anhaltende Aktivierung des Organismus durch chronischen Stress führt zu vielfältigen Problemen. Durch die anhaltende Muskelspannung kommt es zu Verspannungen. Die vermehrte Bildung von freien Radikalen im Blut führt zu einem höheren Krebsrisiko sowie dem Nachlassen der Elastizität der Blutgefäße, was Bluthochdruck zur Folge hat. Das Risiko für Herzkrankheiten sowie Diabetes steigt. Die verminderte Blutversorgung der Magen- und Darmschleimhaut macht diese anfällig für Geschwüre. Das Immunsystem wird geschwächt. Aufgrund des anhaltend hohen Kortisolspiegels kommt es zu Konzentrations- und Gedächtnisstörungen. Die Produktion von Geschlechtshormonen wird gedrosselt und führt zu Sexualstörungen und Impotenz. Auch Erschöpfung, Aggressivität, Depression und Angststörungen können die Folge sein. Dies sind nur einige Beispiele.

Stress ist bei chronischen Schmerzen in mehrfacher Hinsicht problematisch. Schmerzen führen unmittelbar zu einer Stressreaktion, daher führen chronische Schmerzen zu chronischem Stress. Stress wiederum verstärkt Schmerzen oder löst Schmerzen aus. Chronischer Stress führt beispielsweise zu Muskelverspannungen oder kann zu einer anhaltenden Schmerzsensibilität des gesamten Körpers führen. Während Stress für einen gesunden Körper unproblematisch ist, reagieren Menschen mit chronischen Schmerzen meist sehr sensibel auf jeglichen Stress. Bei chronischen Schmerzen ist es daher sinnvoll Stress weitgehend zu reduzieren und vor allen Dingen chronische Stressoren zu beseitigen. Dabei ist es hilfreich zu verstehen, wann Stress überhaupt entsteht.

Die Entstehung von Stress

Die Stressreaktion ist eine Antwort des Organismus auf drohende Gefahr. Menschen können jedoch sehr unterschiedlich auf dieselbe Situation reagieren. Beispielsweise mag die Aufgabe eine öffentliche Rede zu halten, bei der einen Person massiven Stress auslösen, während sich eine andere Person darauf freut. Der eine fühlt sich von einer Spinne fasziniert angezogen, während der andere in Panik den Raum verlässt. Ob es zu einer Stressreaktion kommt ist nicht so sehr davon abhängig, ob eine Situation „objektiv" gefährlich ist, sondern ob eine Person diese Situation subjektiv als gefährlich einschätzt. Diese Einschätzung, ob eine Situation gefährlich ist oder nicht, hat zum einen mit der genetischen Veranlagung zu tun und zum anderen natürlich mit den individuellen Lernerfahrungen eines Menschen. Auch geschieht diese Einschätzung in der Regel unbewusst und sehr schnell. Wenn es beispielsweise bei einem Nachtspaziergang in unmittelbarer Nähe laut im Gebüsch raschelt, stehen einem wahrscheinlich die Haare zu Berge noch bevor man darüber nachgedacht hat, was das sein könnte.

Die Gefährlichkeit einer Situation kann unterschiedlich eingeschätzt werden. Im günstigsten Fall wird die Gefahr als Herausforderung bewertet. Die Stressreaktion ist in diesem Fall eher milde. Wenn die Gefahr als Bedrohung eingestuft wird fällt die Stressreaktion deutlich stärker aus. Noch stärker wird sie in der Regel sein, wenn ein Mensch zu der Einschätzung gelangt, dass es bereits zu einer Schädigung oder einem Verlust gekommen ist.

Wenn zwei Menschen zu derselben Gefahreneinschätzung gelangen, kann deren Stressreaktion trotzdem sehr unterschiedlich sein. Beispielsweise stehen zwei Menschen in freier Wildbahn einem Löwen gegenüber und beide wissen, dass dies lebensgefährlich ist. Der eine ist jedoch Berufsjäger und hat ein Gewehr dabei, während der andere von Beruf Bürokaufmann ist und keine Waffe bei sich hat. Die Stressreaktion des Jägers ist vermutlich deutlich milder als die des Bürokaufmanns. Umgekehrt dürfte es sich jedoch verhalten wenn beide vor der Aufgabe stehen die Steuererklärung fürs Finanzamt zu erstellen. Dieses Beispiel macht deutlich, dass es nicht nur von Bedeutung ist, ob ein Mensch eine Situation als gefährlich bewertet, sondern dass das Ausmaß der Stressreaktion auch davon abhängt, ob man der Überzeugung ist, dass man die Gefahr bewältigen kann. Betont werden muss auch hier, dass es nicht so sehr von den „objektiven" Fähigkeiten einer Person abhängt, sondern davon, wie er sich selbst sieht und einschätzt. Beispielsweise gibt es Menschen die panische Angst vor einer Prüfung haben, obwohl sie perfekt vorbereitet sind und alle Fragen auswendig können. Sie zweifeln jedoch ständig an sich und ihren Fähigkeiten. Ein anderer dagegen mag nach einer durchzechten Nacht eine Stunde gelernt haben und voll Zuversicht in die Prüfung gehen. Was letztlich zählt ist unsere subjektive Überzeugung. Unsere Überzeugungen haben sich über viele Jahre eingeschliffen und haben wenig mit bewusster Überlegung zu tun. In der Regel sind sie einer bewussten Beeinflussung auch nur begrenzt zugänglich. Das Unterbewusste hat einfach mehr Einfluss auf das Gefühlsleben und die körperlichen Reaktionen als die bewussten Gedanken.

Zusammengefasst lässt sich daher sagen, dass ein Mensch umso mehr mit Stress reagieren wird, umso mehr er eine Situation als gefährlich bewertet und seine eigenen Fähigkeiten, die Situation gut zu meistern, als gering einschätzt. Da die Bewertungen stark von Erfahrungen abhängig sind, können sich diese im Laufe der Zeit verändern. Wenn also eine Situation erfolgreich oder erfolglos durchlebt wurde, hat diese Erfahrung Einfluss darauf, wie die Situation das nächste Mal bewertet wird. Dieses Stressmodell wurde bereits vor vielen Jahren von dem berühmten Psychologen Richard Lazarus formuliert.

Hilfe bei Stress

Grundsätzlich ist es hilfreich zwei verschiedene Ansätze zu unterscheiden. Beim ersten geht es um die Reduktion von Stress. Kann man Stress reduzieren sollte man das tun. Beim zweiten geht es darum, den negativen Folgen von Stress entgegen zu wirken. Es ist nicht immer möglich Stress in ausreichendem Maße zu reduzieren. Wenn manche Experten behaupten, dass jeder Stress selbst gemacht sei, dann ist das aus meiner Sicht eine Übertreibung und eine extrem einseitige Sichtweise. Schon aufgrund körperlicher Prozesse ist diese Behauptung nicht haltbar, denn Schmerz löst beispielsweise unmittelbar Stress aus. Anders ist das mit stressigen Lebensumständen. Der Mensch gestaltet aktiv seine Lebensumwelt und kann Situationen gezielt aufsuchen oder verlassen. Es gibt jedoch Lebensumstände, die nur schwer veränderbar sind, beispielsweise moralische Dilemmasituationen. Wenn man menschlich bleiben will, kann man stressige Situationen nicht immer verlassen oder durch subjektive Umbewertungen verändern. Eine alleinerziehenden Mutter von drei Kindern, die sich verpflichtet sieht neben ihrer Arbeit noch ihre liebe Mutter zu pflegen, hat mit Sicherheit einiges an Stress auszuhalten. Wenn Stress nicht ausreichend reduziert werden kann muss man mit ihm leben. Es ist daher wichtig den negativen Auswirkungen von Stress entgegenzuwirken um den anhaltenden Stress möglichst lange und so gut wie möglich zu überstehen. Dies ist vergleichbar mit dem Stärken von Abwehrkräften im Winter. Die Auswirkungen können im längerfristigen Verlauf erheblich sein. Diese beiden unterschiedlichen Ansätze sollen im Folgenden einzeln dargestellt werden.

Stressfolgen entgegenwirken

Ernährung: Bei Stress hat der Körper einen erhöhten Bedarf an Mineralstoffen, Spurenelementen und Vitaminen. Diese sind unter anderem auch wichtig um die freien Radikale im Körper zu binden. Was der Mensch bei anhaltendem Stress braucht ist daher viel frisches Obst und Gemüse sowie regelmäßige Essenszeiten. In stressigen Zeiten tendieren jedoch viele Menschen genau zum Gegenteil. Aufgrund der Stressreaktion ist das Hungergefühl stark gedämpft und man verspürt eher Lust auf Süßes wie Schokolade, Kuchen oder Cola (Zucker ist Energie). Wenn die Zeit knapp bemessen ist neigt man dazu nur zwischendurch etwas Fast-Food zu essen. Es bedarf hier des Bewusstseins um die Wichtigkeit von Essen, um bewusst von diese Gewohnheiten abzulassen und einen gesunden Lebensstil zu planen. Sich Zeit für gesundes Essen zu nehmen ist mühsamer und zeitaufwendiger. Das macht man daher nur, wenn man es für wichtig erachtet.

Ein kleiner aber hilfreicher Tipp um von Stress runterzukommen ist Wärme. Beispielsweise sollte man nach einem stressigen Tag oder zum Einschlafen ein warmes Getränk zu sich nehmen. Natürlich keinen Kaffee oder ein sonstiges aufputschendes Getränk, sondern einen Kräutertee, heiße Milch oder einfach heißes Wasser. Ein heißes Getränk unterstützt den Parasympathikus, der an der Speiseröhre entlang läuft. Der Parasympathikus ist der Gegenspieler des Sympathikus und bewirkt, dass der Körper zur Ruhe kommt und sich regenerieren kann. Ein kaltes Getränk dagegen hemmt den Parasympathikus, wodurch der Sympathikus und damit die Stressreaktion weiterhin die Oberhand behält. Haben sie schon mal bemerkt, dass sie kurzfristig wieder wacher sind, wenn sie beim Autofahren etwas Kaltes trinken?

Entspannung: Entspannung wirkt so ähnlich wie Wärme. Durch Entspannung kommt es zu einer Aktivierung des Parasympathikus und damit zu einer Regulation des autonomen Nervensystems. Der Körper kann herrunterfahren und sich regenerieren. Bei anhaltendem Stress kann es von großer Wichtigkeit sein, im Tagesablauf kurze Zeiten der Entspannung einzuplanen, selbst wenn es jeweils nur 5-10 Minuten sind. Und selbst wenn sie dazu auf die Toilette gehen müssen, um sich die Zeit nehmen zu können und ungestört zu sein. Diese kurze Entspannungspausen bewirken kurze Phasen der Regeneration, erhöhen die Leistungsfähigkeit und tragen dazu bei, dass sich die Stressbelastung von morgens bis abends nicht kontinuierlich aufbaut. So kurze Entspannungsphasen sind meist dann besonders wirksam, wenn man in Entspannung gut geübt ist. Wenn es ihnen an der Arbeit nur schwer möglich ist Entspannungsphasen einzuplanen, dann planen sie auf jeden Fall Entspannung in ihrer Freizeit. Eine warme und duftende Badewanne am Abend kann kleine Wunder wirken. Oder planen sie feste Entspannungszeiten (ca. 20-30 Minuten) nach der Arbeit, am Besten in Kombination mit anschließender Bewegung.

Bewegung und Ausdauersport: Die Stressreaktion setzt den Körper unter Volldampf, damit er maximale Leistung bringen kann. Dummerweise sind wir in der modernen Welt bei Stress oft nicht mehr körperlich aktiv, wodurch die Stressenergie nicht abgebaut werden kann und sich somit im Körper aufstaut. Das Beste, was wir bei Stress daher machen können, ist das, für was er ursprünglich gedacht war: körperliche Aktivität. Durch nichts anderes werden die Stresshormone im Körper so schnell abgebaut und der Körper wieder in ein Gleichgewicht gebracht, als wie durch Ausdauersport. Dabei ist es prinzipiell irrelevant, welchen Sport man treibt, ob Nordic Walking, Joggen, Radfahren, Schwimmen, Inlineskaten oder Langlaufen. Eine halbe Stunde pro Tag Sport mit einem Puls von ca. 120 Schlägen pro Minute bewirkt bei vielen Menschen ein kleines Wunder. Bei chronischen Schmerzen wird es mit Sport oftmals schwierig, aber dennoch gilt – das, was im Rahmen möglich ist, sollte man tun. Es muss kein Sport in engerem Sinne sein; was zählt, ist einfach körperliche Bewegung.

Auch hier ist es so, dass viele Menschen bei Stress genau zum Gegenteil neigen. Sie fühlen sich erschöpft und haben schwere Beine, obwohl sie sich den ganzen Tag nicht bewegt haben. Alles was sie wollen ist ein Sofa und ein Fernseher um „abschalten“ zu können. Dabei ist genau der Bewegungsmangel der Grund für das Erschöpfungsgefühl und die schweren Beine. Viele haben die Erfahrung gemacht, dass sie sich wieder viel fitter und wohler fühlen, wenn sie sich dazu überwinden konnten, trotzdem sportlich aktiv zu sein.

Freizeitaktivitäten und soziale Kontakte: Hobbys und Freunde sind für die meisten Menschen von großer Bedeutung.

Für viele Menschen sind die engen sozialen Beziehungen sogar das Wichtigste im Leben. Gerade in belastenden Zeiten sollte man daher nicht darauf verzichten. Jedoch neigen Menschen gerade in stressigen Zeiten zu sozialem Rückzug und Inaktivität.

Insbesondere soziale Kontakte können enorm hilfreich dabei sein mit Belastungen zurecht zu kommen. Viele Menschen kennen die Erfahrung, dass es ihnen gut tut, mit einem Freund über ihre Belastungen zu reden, auch wenn sich durch das Gespräch nichts an den belastenden Umständen ändert. Es ist einfach schon wohltuend sich den Frust von der Seele zu reden wenn das Gegenüber mit Verständnis und Wohlwollen zuhört. Manchmal bekommt man durch so ein Gespräch wichtige Tipps oder auch Unterstützung angeboten.

Soziale Unterstützung

Ein kleines Beispiel soll zeigen, wie wichtig sozialer Beistand in stressigen Situationen sein kann.
Ein Pharmakonzern hatte ein neues Medikament gegen Angst entwickelt. Im Tierversuch sollte es getestet werden. Dazu wurde ein Affe in einen Käfig gesteckt um den ein hungriger Tiger lief. Nach ein paar Minuten wurde dem Affen Blut abgenommen und auf Stresshormone untersucht. Das Ergebnis zeigte, dass der Versuchsaufbau funktionierte und der Affe durch den Tiger ziemlich stark in Stress geriet. Nun wurde einem zweiten Affen das neue Medikament gespritzt und er kam ebenfalls in den Käfig, um den weiterhin der hungrige Tiger seine Runden drehte. Nach ein paar Minuten hat man auch ihm Blut abgenommen und es untersucht. Dieser Affe hatte tatsächlich viel weniger Stresshormone im Blut. Das Me-

dikament schien zu funktionieren. Zum Glück haben die Forscher zur Kontrolle auch dem ersten Affen nochmal Blut abgenommen und zu ihrem Erstaunen waren auch bei diesem nun viel weniger Stresshormone im Blut zu finden. Wie das? Die Affen sind zu zweit im Käfig gewesen und diese „Gemeinschaft in der Gefahr" hat die Stressreaktion deutlich gesenkt. Geteiltes Leid ist eben halbes Leid.

Manchmal ist gerade dann, wenn man sich einen Freund zum Reden wünscht, niemand zu erreichen. Oder es kann schwierig sein mit anderen Menschen über die eigenen Gefühle und Belastungen zu reden. Gerade bei chronischen Schmerzen, die so schwierig zu erklären sind und die von den Mitmenschen nur schwer nachempfunden werden können, fällt es vielen Betroffenen schwer, mit Freunden immer wieder darüber zu reden. Schon allein, weil die Betroffenen selbst den Eindruck haben, dass sich nichts verändert und sie nur immer wieder dasselbe erzählen. Man möchte den Freunden nicht immer mit demselben in den Ohren liegen. Was dann? Hier kann es von großer Hilfe sein sich die Belastungen von der Seele zu schreiben. Das geschriebene Wort ist eines der wichtigsten Instrumente des Menschen um sich mitzuteilen und Bedeutungen auszudrücken. Durch die menschliche Geschichte hindurch zeigt sich, dass Schreiben einen tiefen Einfluss auf Gefühle, Gedanken und Handlungen von Individuen und ganzen Gesellschaften hat. Poeten und Literaten haben über Jahrhunderte das Schreiben als einen Weg angesehen, Belastungen zu bewältigen und sich und anderen Heilungswege zu eröffnen. Vielen Menschen ist es eine große Hilfe und ein tiefes Bedürfnis regelmäßig Tagebuch zu schreiben. Ein eindringliches Beispiel ist der Tagebucheintrag von Anne Frank vom 16. März 1944, indem sie schreibt: „Am besten gefällt mir noch, dass ich das, was ich denke und fühle wenigstens aufschreiben kann, sonst würde ich komplett ersticken."

Gib Worte Deinem Schmerz:
Gram, der nicht spricht,
presst das beladne Herz,
bis das es bricht.
(William Shakespeare)

Wenn sie es einmal versuchen möchten sich die Belastungen von der Seele zu schreiben, dann sorgen sie für einen passenden Rahmen. Sie sollten einen ruhigen und störungsfreien Raum zur Verfügung haben. Stecken sie sich vorab einen Zeitrahmen (beispielsweise 30 Minuten) und planen sie eine Erholungspause danach. Das Schreiben über Belastungen aktiviert zunächst die Belastungen, was dazu führt, dass es ihnen unmittelbar nach dem Schreiben wahrscheinlich schlechter geht. Das ist normal. Meist verändert sich das aber sehr schnell hin zu einer Erleichterung. Schreiben sie einfach darauf los was ihnen auf der Seele liegt. Das Schreiben sollte dabei möglichst unkritisch und ungehemmt stattfinden, ohne Rücksicht auf Schreibstil, Grammatik oder Rechtschreibfehler. Es gibt zu diesem Thema mittlerweile eine reiche Literatur wie beispielsweise das Buch von Pennebaker (2010) „Heilung durch Schreiben: Ein Arbeitsbuch zur Selbsthilfe".

Positiver Ausgleich ist bei anhaltenden Stressbelastungen von großer Bedeutung. Die Belastungen sind wie ein großer, schwarzer Berg. Wird es über längere Zeit versäumt, einen positiven

Ausgleich zu schaffen, gibt es kein Gegengewicht mehr und dieser Berg wird übergroß. Er dominiert dann das gesamt Leben und man sieht nichts anderes mehr. Schaffen wir es, neben den Belastungen noch positive Gewohnheiten beizubehalten und bereichernde Aktivitäten auszuführen, dann verliert der Stressberg an Dominanz. Das Leben besteht dann nicht nur aus Stress und Belastung, sondern auch noch aus positiven Erfahrungen, die von einem selbst gestaltet werden.

Daher – tun sie sich Gutes! Gönnen sie sich eine warme, duftende Badewanne mit Kerzenlicht und schöner Musik. Genießen sie Kultur und gutes Essen. Besuchen sie ihre Freunde und unternehmen sie etwas zusammen. Gehen sie ihren lieb gewonnen Hobbys und Interessen nach. Nehmen sie sich Zeit für ihren Partner, Sinnlichkeit und Sexualität.

Stress reduzieren

An dem im Abschnitt „Die Entstehung von Stress“ auf Seite 66 skizzierten Stressmodell ist ersichtlich, dass die Entstehung von Stress sowohl von der realen Situation als auch von unseren Bewertungen abhängt. Stress entsteht also im Wechselspiel zwischen Umwelt und Individuum. Es ist daher naheliegend den Fokus von Veränderung sowohl auf die Person als auch auf die Umwelt zu richten. Allerdings ist es nicht die „faktische“ Umwelt allein, sondern zu großen Teilen auch die subjektive Sichtweise auf sie. So erleben viele Menschen Stress durch „Umwelten“, die es gar nicht wirklich gibt, sondern nur in deren Vorstellung und Fantasie. Also die Szenarien, die sich im Kopf auf die Fragen „Was könnte sein?“ oder „Was wenn … ?“ entspinnen und meist in Katastrophen enden, die zum Glück fast nie eintreten.

Die Situation verändern: Eine naheliegende Option ist es, die stressige Situation an sich zu verändern. Manchmal ist dies die einfachste und effektivste Form Stress zu reduzieren. Eine berühmte Persönlichkeit hat einmal gesagt: „Von allen Strategien Zeit zu sparen ist der ausgiebige Gebrauch des Wortes „Nein" die wohl effektivste." Sehr oft trauen wir uns jedoch nicht Nein zu sagen und befürchten das Schlimmste wenn wir es tun. Oder wir haben die Überzeugung, dass es sich nicht gehört und dass es egoistisch sei, wenn man die Bitte eines Gegenüber abschlägt. Diese Vorurteile sollten wir überdenken. Das ganze Dilemma hat unter anderem etwas mit Verantwortung, Dringlichkeit und Konsequenzen zu tun. Jeder Mensch ist zunächst einmal für sich selbst verantwortlich. Nicht jede Bitte, die ein anderer an uns heranträgt, ist wirklich dringlich und sehr selten hat es wirklich erhebliche negative Konsequenzen für denjenigen, wenn wir sein Anliegen abweisen. Es kann aber durchaus sein, dass wir selbst erhebliche negative Konsequenzen haben, wenn wir einer Bitte nachkommen, nämlich eine erhebliche Schmerzverstärkung. Und manchmal verhindern wir durch unsere entgegenkommende und unterstützende Art, dass der andere beginnt, wirklich Verantwortung für sein Leben zu übernehmen.

Auch der Chef ist mitunter bereit ein Nein zu akzeptieren. Das setzt aber auch voraus, dass man bereit ist, sich eine Überlastung einzugestehen und das Problem zu kommunizieren. Erst wenn ein Problem adäquat kommuniziert wurde, könnten auch der Chef oder die Arbeitskollegen etwas zu Lösungsansätzen beitragen. Das heißt nicht, dass dies wirklich passiert, aber solange es nicht kommuniziert wurde wird ganz sicher nichts passieren.

Ein gutes Zeitmanagement und das Setzen von klaren Prioritäten kann eine große Hilfe dabei sein, Stress zu reduzieren. Andere Probleme, die sich einer Veränderung hartnäckig widersetzen, kann man möglicherweise dadurch ein Stück weit auflösen, dass man ihnen aus dem Weg geht. Beispielsweise muss man seine Mittagspause nicht unbedingt mit den tratschenden und über andere herziehenden Kollegen verbringen, sondern man kann bei einem erholsamen Spaziergang neue Kräfte tanken oder sich Zeit für eine Entspannungsübung nehmen.

Die eigenen Bewältigungsfähigkeiten erhöhen: Manchmal fehlen uns einfach gewisse Fähigkeiten um Probleme und Belastungen effektiver lösen zu können. Beispielsweise mag es einem sehr schwer fallen, Probleme und Konflikte adäquat zu kommunizieren. Hier kann ein Kommunikationstraining helfen. Oder es fehlt an Wissen darüber, wie man seine Zeit effektiv planen und Prioritäten setzen kann. Dann kann ein Zeitmanagementtraining helfen. Manche Menschen haben gute Kommunikationsfähigkeiten, sind aber in Konfliktsituationen so ängstlich, dass sie kein Wort mehr über die Lippen bringen. Eine Psychotherapie kann hier Linderung bringen. Oder es fehlt an spezifischen Kenntnisse (wie beispielsweise am PC), die durch einen entsprechenden Weiterbildungskurs behoben werden können.

Die eigene Sichtweise verändern: Ein buddhistisches Sprichwort lautet sinngemäß: „So wie wir denken nehmen wir wahr. So wie wir wahrnehmen verhalten wir uns. So wie wir uns verhalten verändern wir die Welt. Wir sollten daher nicht versuchen die Welt zu verändern, sondern unser Denken über die Welt.“

Niemand von uns nimmt die Welt genau so wahr, wie sie wirklich ist. Unser Gehirn konstruiert unsere Wahrnehmung aus den Nervensignalen, die es von den Sinnesorganen erhält. Beispielsweise gibt es auf der Netzhaut der Augen keine Dreidimensionalität; erst geschickte Konstruktionsstrategien des Gehirns machen räumliches Sehen möglich. Es gibt viele Beispiele von visuellen Täuschungen und ein und dasselbe Geschehen können wir unterschiedlich auffassen. Den Lösungsvorschlag eines guten Freundes können wir als konstruktiv auffassen, während derselbe Lösungsvorschlag von einem Elternteil als Bevormundung wahrgenommen wird. Der Blick auf die Uhr, die 5 Minuten Verspätung anzeigt, mag einem Mitteleuropäer den Schweiß auf die Stirn treiben, während dies einen Lateinamerikaner völlig kalt lässt.

Was wir wahrnehmen hängt sehr stark davon ab, was wir für Erfahrungen gemacht haben und welche Bedeutung ein Ereignis für uns hat. Es gibt beispielsweise ein bekanntes Kippbild mit dem Titel „Message d'amour des Dauphins“ (eine Internetsuche lohnt sich). Wenn dieses Bild erwachsenen Menschen gezeigt wird sehen diese fast ausnahmslos ein Liebespärchen in intimer Position. Die Betrachter kommen nicht auf die Idee, dass noch etwas anderes zu sehen sein könnte. Wird dasselbe Bild jedoch kleinen Kindern gezeigt, dann sehen diese fast ausnahmslos neun Delfine, aber kein Liebespärchen. Diese gegensätzliche Wahrnehmung von Erwachsenen und Kindern ist interessant, denn es gelangen ja dieselben Reizmuster auf die Netzhaut der Augen. Entscheidend sind eben zwei Dinge. Auf der einen Seite haben kleine Kinder normalerweise keine Vorerfahrung mit Liebespärchen in intimen Positionen. Das Gehirn hat daher keine Referenz für einen solchen Konstruktionsprozess. Sie haben jedoch in der Regel schon öfter Delfine gesehen. Auf der anderen Seite haben auch Erwachsene schon Delfine gesehen, dennoch sehen fast ausnahmslos alle Erwachsene das Liebespärchen. Hier kommt die Bedeutung ins Spiel. Für erwachsene Menschen ist Sexualität viel bedeutungsvoller als nette kleine Delfine.

Ein wichtiger Punkt hierbei ist, dass wir unsere Wahrnehmung in der Regel nicht in Zweifel ziehen. Wir kommen gar nicht auf die Idee, dass es auch ganz anders sein könnte, obwohl dadurch die Situation eine komplett andere Wirkung auf uns haben könnte. Ein Liebespärchen hat auf uns eine ganz andere Wirkung als ein paar Delfine. Ebenso hat es auf uns eine ganz andere Wirkung wenn wir denken, das der Gegenüber über *uns* lacht anstatt über einen guten Witz, den er gerade gehört hat. Oder, dass die schlechte Laune des Chefs etwas mit der eigenen Arbeitsleistung zu tun hat anstatt zu denken, dass er vielleicht einfach einen schlechten Tag oder zuhause Probleme hat.

Es ist sehr einfach, günstige Voraussetzungen für viel Stress zu schaffen. Man muss nur den Anspruch an sich legen, immer alles perfekt, sofort und alleine machen zu müssen. Auch der Selbstanspruch, immer allen gerecht zu werden, ist sehr gut dazu geeignet. Viele unserer gewohnten Perspektiven sind kulturell vermittelt und anerzogen. Unsere Erziehung konnten wir uns nicht aussuchen. Aber als erwachsene Menschen haben wir die Fähigkeit für uns selbst zu entscheiden, was wir als richtig oder falsch ansehen. Ob wir den anerzogenen Sichtweisen zustimmen oder sie als überholt ablehnen. Anerzogene Reaktionsweisen und Sichtweisen lassen sich verändern, jedoch ist das langwierig und schwer, denn sie sind über die vielen Jahre sehr tief verankert. Dennoch ist es möglich, vor allem mit Unterstützung von Partner, Freunden und evtl. einem Therapeuten. Es gibt auch sehr viele gute und hilfreiche Bücher zu Stress, die das Thema umfassender und anschaulicher behandeln wie es in diesem Rahmen geschehen ist.

Entspannung

Entspannung kann auf vielfältige Weise zu einer Linderung von Schmerzen beitragen. Durch Entspannung kann der Schmerz-Muskelspannung-Schmerz-Kreislauf durchbrochen werden. Entspannung fördert die Regeneration des Körpers, was insbesondere bei Schlafstörungen von Bedeutung ist, da der Körper durch die reduzierte Schlafdauer nur noch eingeschränkt zur Regeneration kommt. Durch Entspannung kommt es zu einer Aktivierung des Parasympathikus, was zu einem Ausgleich des Nervensystems führt und Stressfolgen entgegenwirkt. Entspannung kann Schmerzen lindern, das Wohlbefinden fördern und die geistige Leistungsfähigkeit steigern. Im Gegensatz zu einem Nachmittagsschlaf bringt eine bewusste Tiefenentspannung aber den Tag-Nacht-Rhythmus nicht durcheinander. Außerdem ist Schlaf nicht unbedingt gleichbedeutend mit Entspannung, was insbesondere bei Albträumen deutlich werden sollte.

Entspannung ist ein dehnbarer Begriff. Viele Menschen verbinden mit dem Begriff Entspannung so verschiedene Dinge wie eine Massage, Sauna, die Couch mit Fernseher, ein gutes Buch oder einen Spaziergang. Das alles ist in Ordnung und sie sollten sich nicht davon abhalten lassen, das zu tun, was ihnen gut tut. Dennoch gibt es qualitative Unterschiede zwischen verschiedenen Entspannungsmethoden.

Einmal ist es wichtig zu unterscheiden, ob nur der Kopf abschaltet und die Seele etwas baumeln kann, oder ob es auch zu einer tiefen Körperentspannung kommen kann. Das Lesen eines guten Buches mag Seelennahrung und eine gute Ablenkung sein, aber der Körper kann dabei nicht entspannen. So wichtig Bewegung, Sauerstoff und Sonnenlicht sind – ein Spaziergang lässt keine tiefe körperliche Entspannung zu. Nochmal – das alles ist sicherlich wichtig und sie sollten das auch weiter machen, aber was der Körper bei chronischen Schmerzen ganz dringend braucht ist körperliche Tiefenentspannung. Wenn sie das also bisher nicht gemacht haben, sollten sie ihre Entspannungsstrategien um solche Methoden erweitern, bei denen sie Tiefenentspannung erreichen können. Ein Richtwert bei chronischen Schmerzen: täglich für 30-60 Minuten Tiefenentspannung. Das muss nicht am Stück sein. Sie können es auch auf 2-3 kürzere Entspannungsphasen aufteilen.

Weiter macht es einen Unterschied, ob man bei der Entspannung von der Verfügbarkeit anderer Personen oder Geräten abhängig ist, beispielsweise von einem Masseur oder einer Sauna. Am besten sind die Entspannungsmethoden, bei denen sie nichts und niemanden brauchen, außer vielleicht eine angenehme und ruhige Umgebung. Je mehr sie von den Umständen abhängig sind, umso schwieriger ist das Entspannungsverfahren genau dann einzusetzen wenn sie es akut brauchen.

Bei Entspannung handelt es sich um eine Fähigkeit, die man nicht so sehr mit den Begriffen des „entweder – oder“ sondern mit „mehr oder weniger“ beschreiben kann. Um es mit einer Analogie zu verdeutlichen: Menschen unterscheiden sich normalerweise nicht darin, ob sie laufen können oder nicht, sondern wie gut sie laufen können. Wenn zwei gesunde Menschen die gleiche Begabung haben, dann hängt ihre Fähigkeit des Laufens vom Training ab. Wenn der eine 3 mal pro Woche eine Stunde joggen geht und der andere nur einmal im Monat eine kleine Runde zum Laufen geht, dann wird es große Unterschiede zwischen den beiden geben. Regelmäßiges Training bewirkt, dass der eine weiter und schneller laufen kann. So ähnlich verhält es sich mit Entspannung. Prinzipiell hat jeder Mensch die Fähigkeit zur Entspannung. Aber auch hier wird derjenige, der regelmäßig trainiert, besser sein. Was aber heißt besser entspannen können? Jemand der regelmäßig Entspannung trainiert wird schneller in eine Entspannungsphase kommen, er wird eine tiefere Entspannung erreichen und er wird weniger anfällig für Störungen sein. Das kann im Alltag ein großer Vorteil sein, denn man hat nicht immer eine halbe Stunde Zeit und die Bedingungen sind nicht immer ideal.

Welche Entspannungsmethoden sind zu empfehlen? Prinzipiell natürlich erst mal die wissenschaftlich erprobten Verfahren. Das sind das Autogene Training (AT) und die Progressive Muskelentspannung (PME) nach Jacobson. Studien zeigen, dass Menschen mit chronischen Schmerzen eher mit der Progressiven Muskelentspannung zurecht kommen. Studien beziehen sich aber immer auf den Durchschnitt, daher kann das individuell sehr unterschiedlich sein. Es gibt wahrscheinlich Hunderte von Büchern und CDs mit Anleitungen für diese beiden Verfahren. Es gibt keine klaren Empfehlungen, denn die Geschmäcker sind verschieden, beispielsweise was die Stimme oder die Musik betrifft. Auch bieten manche Krankenkassen kostenlose CDs oder Kurse an – informieren sie sich bei ihrer Krankenkasse. Es gibt jedoch einige Besonderheiten bei chronischen Schmerzen. Beispielsweise sollte es bei der PME auf keinen Fall zu einer Schmerzverstärkung kommen. Sollte es nicht möglich sein, eine gewisse Muskelgruppe anzuspannen ohne dass es zu einer Schmerzverstärkung kommt, dann sollte diese Muskelgruppe ausgelassen werden. Wenn Schmerzen zunehmen ist eine Entspannung schwer möglich. Im Gegensatz zu der Anleitung, die Muskeln so fest wie möglich anzuspannen, sollten die Muskelgruppen nur leicht angespannt werden. Dies wirkt einer Schmerzverstärkung entgegen und durch das bewusste Wahrnehmen der dosierten Anspannung kommt es im Laufe der Zeit zu einem besseren Körpergefühl und einer differenzierteren Körperwahrnehmung.

In den letzten Jahren hat sich auch zunehmend die Achtsamkeitsmeditation in Studien bewährt, die unter dem Namen „Achtsamkeitsbasierte Stressreduktion" (Mindfulness-Based Stress Reduction – MBSR) bekannt geworden ist. Prinzipiell sind alle Methoden erlaubt, die es ermöglichen, bewusst in einen Zustand tiefer Entspannung zu gelangen. Ob dies nun eine einfache Atemmeditation, Fantasiereisen, das Hören von Meditationsmusik oder einfach das klassische Dösen sind.

Ablenkung, Gedanken und Imagination

Es wurde bereits mehrfach darauf hingewiesen, dass die Aufmerksamkeit einen Einfluss auf die Schmerzwahrnehmung hat. Dies kann in verschiedener Hinsicht genutzt werden. Zum einen bei der Behandlung akuter Schmerzen, beispielsweise durch das Eintauchen in virtuelle Welten. Zum anderen aber auch bei chronischen Schmerzen, indem man immer wieder versucht die Aufmerksamkeit auf andere Dinge und nicht auf den Schmerz zu richten. Beispielsweise durch innere Bilder und Erinnerungen, oder aber durch die Beschäftigung mit äußeren Ereignissen wie Hobbys oder Fernsehen. Ablenkung hilft, sie ist aber auch mit hohem geistigen Aufwand verbunden. Denn man muss immer wieder bewusst seine Aufmerksamkeit vom Schmerz weg auf etwas anderes hin lenken. Und das kann auf die Dauer ziemlich anstrengend sein, wie ein Leben auf der Flucht.

Für viele Menschen haben sich Fantasiereisen als angenehm und hilfreich erwiesen. In der Fantasie ist alles möglich, was in der Realität nicht geht, wie beispielsweise ein Urlaub am Südseestrand. Es gibt viele ansprechende Bücher und CDs mit Anleitungen für schöne Fantasiereisen. Als mindestens genauso hilfreich haben sich die bereits erwähnten Achtsamkeitsübungen erwiesen. Achtsames wahrnehmen des Körpers – so seltsam sich das anhören mag, wenn der Körper schmerzt – kann enorm erleichternd und hilfreich sein. Ebenso das achtsame Beobachten des Atems, das achtsame Wahrnehmen von Düften oder das achtsame Tun von Alltagstätigkeiten wie Abspülen. Es ist mir in diesem Rahmen nicht möglich diesen Ansatz in der Tiefe zu beschreiben. Bei Interesse sind die Bücher der wohl bekanntesten Vertreter Thich-Nhat-Hanh und Jon Kabat-Zinn sehr zu empfehlen.

Die Art der Gedanken haben sowohl einen großen Einfluss auf die Schmerzwahrnehmung als auch auf das Befinden insgesamt. Es ist jedoch schwer bis unmöglich Gedanken zu kontrollieren. Im Gegenteil, sobald wir versuchen Gedanken wegzuschieben und zu unterdrücken nehmen sie oft noch zu. Dieses Phänomen wird auch der „Paradoxe Effekt der Gedankenunterdrückung“ genannt. Dies kann an einem einfach Beispiel gezeigt werden. Bitte nehmen sie sich kurz Zeit und versuchen sie mit aller Kraft die nächsten fünf Minuten auf keinen Fall an einen rosa Elefanten zu denken. Auch wenn sie ihr ganzes Leben noch nie an einen rosa Elefanten gedacht haben, die nächsten fünf Minuten werden sie es wohl tun. Durch das „nicht denken wollen“ konzentriert man sich ja indirekt auf das Objekt, das man vermeiden will. Dadurch ist man an es gebunden und man kann es eben nicht los lassen. Der Versuch belastende Gedanken wegzudrängen ist daher ein schlechter Ansatz.

Wir können auch nicht verhindern, dass diese Gedanken überhaupt entstehen. Es mag in diesem Zusammenhang hilfreich sein Gedanken in zwei Kategorien einzuteilen – in passive und aktive Gedanken. Unter passiven Gedanken verstehe ich die Gedanken, die einfach entstehen, ohne unser zutun. Sie kommen und gehen, ohne dass wir daran etwas ändern können. Wenn wir dagegen bewusst über etwas nachdenken oder Pläne schmieden, dann nenne ich das aktive Gedanken. Aus passiven Gedanken können aktive werden, wenn wir den zufälligen Gedanken aufgreifen und ihn bewusst weiterverfolgen. Für passive Gedanken sind wir nicht verantwortlich, wohl aber für aktive. Wenn uns passive Gedanken von Schmerzen oder andere belastende Gedanken in den Sinn kommen, dann ist das einfach so und wir sind nicht dafür verantwortlich. Wir sind aber verantwortlich dafür, was wir mit diesen Gedanken weitermachen. Ob wir sie aufgreifen und weiterspinnen und damit zu aktiven Gedanken machen, oder ob wir unsere Gedanken bewusst auf etwas anderes lenken. Denn das sind die einzigen beiden Möglichkeiten, die einigermaßen funktionieren können: Gedanken bewusst auf etwas anderes lenken, oder die Gedanken bewusst beobachten und weiterziehen lassen.

Wie kommt es zu den passiven Gedanken? Gedanken entstehen nicht ohne jegliche Grundlage, sondern auf der Basis aller erlebten Erfahrungen. Wir können uns unser Gehirn als große Schachtel vorstellen, in dem alle Erfahrungen aufgehoben sind.

Auch wenn der Vergleich ein wenig hinkt, so kann man passive Gedanken damit vergleichen, dass man mit verbundenen Augen in die Schachtel greift und zufällig ein altes Erinnerungsstück herausgreift. Sind in der Schachtel verhältnismäßig viele unliebsame Erinnerungsstücke wird die Wahrscheinlichkeit relativ groß sein auch ein solches herauszuziehen. Ist die Schachtel dagegen voller schöner Erinnerungsstücke ist das Gegenteil der Fall. Analog werden wir sehr viel eher spontan belastende Gedanken haben, wenn wir sehr viele belastende Erfahrungen gemacht haben. Der zentrale Punkt, um den es an dieser Stelle gehen soll, ist jedoch nicht unsere Vergangenheit. Im Gegenteil, vielmehr sollte uns das zum Nachdenken darüber bringen, mit wie vielen negativen Informationen wir uns belasten wollen. Es geht mir beispielsweise um einen kritischen Umgang mit den modernen Medien. Was kommt in den Nachrichten? Fast nur das Schlimmste aus den letzten 24 Stunden weltweit. Was steht in den Zeitungen – auch fast nur Negatives. Um was geht es in den Thrillern, Actionfilmen und Horrorfilmen? Eine alte Studie aus der Schweiz konnte zeigen, dass die Suizidrate drastisch zurückgeht, wenn die Medien nichts über Suizid berichten dürfen. Die letzten Erfahrungen wirken im Schlaf nach – mit welchen Gedanken gehen wir ins Bett? Ein ehemaliger Kollege hat mir einmal erzählt, dass er mit seiner Frau ein Ritual hat. Kurz bevor sie das Licht zum Schlafen ausmachen berichten sie sich gegenseitig davon, was sie an diesem Tag Schönes erlebt haben. Das kann ich jedem ans Herz legen. Um was es also geht, ist unseren Gestaltungsspielraum in unserem Leben zu nutzen, die unnötigen Belastungen zu reduzieren, negative Menschen zu meiden und für schöne Erfahrungen zu sorgen, für die wir dankbar sein können.

Imagination ist eine heilsame Kraft. Bei Imagination werden dieselben Hirnareale aktiviert wie in der Realität. Unser Gehirn ist unglaublich anpassungsfähig und wir können es durch Imagination, Visualisieren und Wahrnehmungstricks beeinflussen. Dies kommt beispielsweise in der Spiegeltherapie zum Einsatz, wo die gesunde Gliedmaße durch einen Spiegel in einem bestimmten Winkel betrachtet wird, so dass in der Wahrnehmung des Auges die kranke Gliedmaße durch die gesunde „ersetzt" wird. Durch Bewegungen der gesunden Gliedmaße, die als Bewegungen der kranken Gliedmaße gesehen werden, kann es zu einer Linderung der Schmerzen kommen. Klassische Imagination kann auch sehr hilfreich dabei sein, Bewegungsmuster neu einzuüben. So können durch die Vorstellung, wie kritische Bewegungen schmerzfrei und perfekt ausgeführt werden, das sensomotorische Areal im Gehirn trainiert und dem Schmerzgedächtnis entgegengewirkt werden.

Akzeptanz

Kein Mensch möchte freiwillig mit Schmerzen leben. Jeder wünscht sich ein Leben ohne Schmerzen. Beim Beginn der Schmerzen geht man davon aus, dass sie bald wieder aufhören. Von der Pharmaindustrie und den Medien wird einem ja auch suggeriert, dass heute niemand mehr Schmerzen leiden muss. Der Gedanke liegt fern, dass man selbst die Ausnahme sein sollte. Nach Wochen und Monaten anhaltender Schmerzen trotz vielfältiger Therapieversuche wird diese Überzeugung jedoch in Frage gestellt. Die Aussicht, dass die Schmerzen nicht mehr aufhören könnten, löst oft Gefühle von Angst, Hilflosigkeit, Wut oder Traurigkeit aus. Das Leben mit den Schmerzen ist stark limitiert und überhaupt nicht mehr so, wie man es sich vorstellt. Vieles von dem, was das Leben früher bereichert und ausgemacht hat, ist durch die Schmerzen verloren gegangen. Ein Leben mit Schmerz scheint zunehmend sinnlos. Wie sollte man unter solchen Bedingungen akzeptieren, dass die Schmerzen zum eigenen Leben gehören? Die Situation von Menschen mit chronischen Schmerzen ist vielleicht vergleichbar mit der Situation eines Menschen dessen Tochter verschwunden ist und deren Schicksal ungewiss ist. Es bleibt immer die Hoffnung, dass die Tochter zurückkehrt und man das frühere Leben wieder aufnehmen kann.

Eine entscheidende Frage, auf die jeder Betroffene eine eigene Antwort finden muss, ist daher, ab wann man bereit ist, die Schmerzen tatsächlich als chronisch und damit überdauernd anzuerkennen. Es ist sicherlich sinnvoll, nicht zu früh „aufzugeben“ und sich mit den Schmerzen abzufinden. Es gibt viele Beispiele von Patienten, bei denen einfach etwas Entscheidendes übersehen wurde und das nur durch hartnäckiges Nachhacken entdeckt wurde. Nach einiger Zeit und wenn die therapeutischen Möglichkeiten ausgeschöpft sind wird jedoch der Punkt kommen, an dem man sich Fragen muss, ob der Schmerz jemals wieder komplett verschwinden wird.

Viele Menschen mit chronischen Schmerzen bemühen sich lange Zeit darum, die richtige Strategie oder die richtige Methode zu finden, mit denen die Schmerzen unter Kontrolle gebracht werden können. Chronischer Schmerz lässt sich jedoch oft nicht kontrollieren. Aus den misslungenen Kontrollversuchen entsteht oft zusätzliches Leid, wie Selbstzweifel, Hoffnungslosigkeit, Angst oder Energielosigkeit. Beispielsweise ist Ablenkung hilfreich und wirkt schmerzlindernd, sie ist aber auch anstrengend. Ständiges Bemühen um Ablenkung vor den Schmerzen kann auf die Dauer zu einem „Leben auf der Flucht" führen und alle Kräfte aufbrauchen.

In dieser Sichtweise sind anhaltende Versuche um Kontrolle nicht sinnvoll, sondern verstärken das Problem. So sinnvoll und wichtig das Gefühl von Kontrolle und Kontrollausübung in unserem Leben auch ist, so problematisch sind Kontrollversuche in Bezug auf unsere Gedanken und Gefühle. Dieses Problem wurde schon im letzten Abschnitt mit dem „Paradoxen Effekt der Gedankenunterdrückung" beschrieben. Jede Strategie, die Schmerzen kontrollieren soll, ist immer auf das bezogen, was sie kontrollieren soll, nämlich den Schmerz. Damit ist man indirekt immer an den Schmerz gebunden und dadurch wird er zum Zentrum des Lebens.

Bei chronischen Schmerzen werden Versuche die Schmerzen unter Kontrolle zu bringen meist scheitern. Das Gegenteil von Kontrolle ist Akzeptanz. Akzeptanz bedeutet die Bereitschaft, auch den unangenehmen Dingen im Leben ins Auge zu sehen und die Bereitschaft aufzubringen, auch diese zu erleben. Vielleicht kann hier der Ansatz hilfreich sein, dass man die Schmerzen nur für den Augenblick akzeptiert. Dies hält die Zukunft offen. Aber für den Augenblick, für den heutigen Tag, wird akzeptiert, dass die Schmerzen ein Teil des Lebens sind.

Akzeptanz kann auf vielfältige Weise zu einer Verbesserung der Lebensqualität beitragen. Im Abschnitt „Psychosoziale Faktoren" auf Seite 19 wurde schon auf die Studien mit dem „Eiswassertest" hingewiesen, die zeigen konnten, dass Akzeptanz zu einer stärkeren Dämpfung der Schmerzwahrnehmung führt als Kontrollstrategien wie Ablenkung. Wenn wir den Schmerz akzeptieren, hören wir auf, gegen ihn und damit gegen uns selbst und den eigenen Körper zu kämpfen. Weniger Kampf und Auflehnung bedeutet weniger Stress und Anspannung. Viele Menschen mit chronischen Schmerzen haben den Eindruck, dass ihnen ihr Körper nicht mehr richtig gehört. Sie sind vielleicht wütend auf ihren Körper, der seinen gewohnten Dienst versagt, und kämpfen gegen ihren Körper und seine aktuellen Leistungsgrenzen an. Akzeptanz hilft uns die je aktuellen Leistungsgrenzen anzuerkennen und hilft dadurch Überforderung vorzubeugen. Wenn wir den Schmerz als Schicksal für den Augenblick akzeptieren, können wir beginnen uns selbst und unserem Körper wieder liebevoll zu begegnen. Selbstliebe und liebevolle Selbstzuwendung sind Dinge, die unser geschundener Körper und unsere leidende Seele dringend brauchen.

Akzeptanz ist in keiner Weise gleichbedeutend mit Resignation. Im Gegenteil. Es geht darum, sich seinem Schicksal zu stellen, es anzunehmen und zu versuchen, das Beste daraus zu machen. Akzeptanz eröffnet einen neuen Weg, bei dem der Schmerz ein Begleiter ist. Aber wir selbst bestimmen wo es hingehen soll. Der Kopf wird wieder frei für andere Lebensthemen und wir können uns wieder vermehrt an dem orientieren, was uns im Leben wichtig ist. Wir sollten uns vom Schmerz nicht davon abhalten lassen für das zu leben, was für uns von Bedeutung ist und was unser Leben mit Sinn erfüllt. Es geht darum, trotz Schmerzen ein erfülltes Leben zu führen. Beispielsweise Musik zu hören, einfach nur weil sie schön ist und unsere Leben bereichert und nicht um des Schmerzens Willen. Manchmal wissen wir jedoch selbst nicht mehr, was unsere Werte sind und was uns Sinn gibt. Wir sollten uns daher immer wieder Zeit und Raum nehmen um nachzuspüren, was uns im Leben wirklich wichtig ist.

Humor

Die KZ-Überlebende Edith Eger nannte den Humor einen „Rettungsanker persönlichen Überlebens". Eine humorvolle Lebenshaltung verleiht dem Träger die Möglichkeit, sich von den Widrigkeiten des Lebens zu distanzieren und sie geistig zu besiegen. Der Schriftsteller Hermann Hesse führt aus: „Tragik und Humor sind ja keine Gegensätze oder sind vielmehr nur darum Gegensätze, weil die eine den anderen so unerbittlich fordert." Humor hat etwas Befreiendes, Erhebendes und Großartiges.

Lachen ist außerdem gesund. Lachen hat viele positive Wirkungen auf den Körper, wie die Stimulierung der Immunabwehr, die Freisetzung von Endorphinen (körpereigene Morphine), die Reduktion von Stresshormonen und eine Aktivierung des Herz-Kreislaufsystems. Lachen hat etwa die gleiche Wirkung auf den Körper wie Jogging oder andere leichte Sportarten.

Erwachsene lachen in der Regel nur noch etwa 15 Mal am Tag, während Kinder noch über 400 Mal täglich lachen. Lachen und Humor kann man jedoch lernen und kultivieren. Curt Goetz meint dazu: „Humor ist erlernbar. Neben Geist und Witz setzt er vor allem ein großes Maß an Herzensgüte voraus, an Geduld, Nachsicht und Menschenliebe." Die heutigen Medien bieten vielfältige Möglichkeiten um mehr Humor in unser Leben zu bringen. Wir können lustige Filme ansehen, witzige Bücher lesen und uns humorvolle Hörbücher anhören.

Trauer und Selbstzuwendung

Chronischer Schmerz bedeutet schmerzlichen Verlust – beispielsweise Verlust von Wohlbefinden, von Leistungsfähigkeit, von wichtigen Hobbys, von Beziehungen, vom Arbeitsplatz oder von Zukunftsperspektiven. Diese Verluste sind oft so gravierend, dass sie das Identitätsgefühl der betroffenen Personen beeinträchtigen. Bei chronischen Schmerzen geht es daher im Wesentlichen auch um die Auseinandersetzung und Anpassung an diese vielfältigen Verluste und damit um Trauer und Krankheitsverarbeitung.

Trauer braucht Zeit und Raum. Zur Trauer gehört, seinem Schmerz Ausdruck zu verleihen und sein Leid mitzuteilen. Ein Gespräch mit nahestehenden Menschen kann hier ein wichtiger Schritt sein. Auch die Familie und die Freunde leiden unter der Krankheit und der eigenen Hilflosigkeit. Es hilft, über die aufkommenden Probleme zu reden und sich bei Bedarf auch professionelle Unterstützung von außen zu suchen. Prinzipiell kann jegliche Form des Ausdrucks hilfreich sein, insbesondere auch der kreative Ausdruck wie mit Farben, Texten, Musik oder Tanz.

Bei dem Prozess der Trauer kann es helfen, sich dem Leid der Mitmenschen zu öffnen und zu sehen, dass Leid unabwendbar ein Teil des Lebens ist. Zu sehen, wie andere Menschen mit ihrem Leid umgehen und es bewältigen, es möglicherweise sogar in eine persönliche Kraftquelle verwandeln, kann Mut und Zuversicht geben. An Trauer kann man wachsen oder daran zugrunde gehen. Auch ausgewählte Literatur kann hilfreich sein. Denn in der Weltliteratur aller Zeiten finden sich bewegende Beispiele, wie Menschen mit Verlust und Schicksal hadern, daran fast zerbrechen und dann aber doch einen Weg finden, sich mit ihrem Schicksal auszusöhnen und eine Brücke zurück ins Leben bauen.

Auch Beten kann hilfreich sein, wenn man einen Bezug zu Religion und Spiritualität hat. Beten ist keine „psychologische Methode“, aber für gläubige Menschen eine große Ressource seelischer Gesundheit. Im Beten kann ein Mensch seiner Verzweiflung, Angst, Trauer oder Wut Ausdruck verleihen. Im Beten kann man Trost finden, Hoffnung schöpfen, Geborgenheit erfahren, um Hilfe und Kraft bitten, oder durch meditative Gebete einfach zur Ruhe kommen.

Der Mensch und die Frage nach dem Sinn im Leid

Wenn uns bewusst wird, dass der Schmerz nicht mehr ein akutes Symptom, sondern ein bleibendes Übel geworden ist, stehen wir vor einem Scheidepunkt im Leben. Das vertraute Leben ist in weite Ferne gerückt und es scheint unwahrscheinlich, dass wir es wieder aufnehmen können. Dagegen sind wir mit einem Leben konfrontiert, das mit vielfältigen Einschränkungen verbunden ist, mit Schmerzen, Schwäche, Hilfsbedürftigkeit, Verlust von sozialem Ansehen, finanziellen Einbußen und Einschränkungen im gewohnten Lebensstandard, Verlust von Freunden und vielem mehr. Wir erleben eine Zeit zwischen Auflehnung und Resignation. Ein zufriedenstellendes Leben *mit* chronischen Schmerzen ist kaum vorstellbar.

In unserer Kultur ist ein Lebensleitbild präsent, das Krankheit und Tod möglichst auszublenden versucht. Was in unserer Gesellschaft zählt und durch die Medien an zentralen Lebenszielen vermittelt wird, sind Jugendlichkeit, Fitness, Schönheit, Erfolg und Genuss. An einem solchen Lebensplan haben Menschen mit chronischen Erkrankungen wenig Anteil. Kranke, Alte und Sterbende werden an Institutionen delegiert und vom gesellschaftlichen Alltag weitgehend ausgeschlossen.

In einer solchen Sichtweise ist Gesundheit die Normalität während Krankheit als Abnormalität gilt. Menschen mit chronischen Erkrankungen sind daher nicht nur zu großen Teilen vom gesellschaftlichen Leben ausgeschlossen, sondern sie müssen auch ein „abnormales“ Leben führen – mit extremen Worten: ein minderwertiges Leben. Das Leben eines chronisch kranken Menschen ist nichts mehr wert, wie Arthur Schopenhauer sagt: „Gesundheit ist nicht alles, aber ohne Gesundheit ist alles nichts!“ Demnach ist Gesundheit das höchste Gut.

Die Weltgesundheitsorganisation (WHO) definiert Gesundheit als „einen Zustand des umfassenden körperlichen, geistigen und sozialen Wohlbefindens.“ Von einem solchen Zustand sind Menschen mit chronischen Schmerzen in der Regel weit entfernt und daher wirklich sehr krank. Tatsächlich ist Gesundheit im Sinne dieses umfassenden Wohlbefindens jedoch alles andere als normal. Der Glaube an die Normalität einer vollkommenen Gesundheit ist eine Illusion und das Wunschdenken unserer Gesellschaft. Vielmehr sind Krankheit und körperliches Gebrechen allgegenwärtig. Leid ist ein fundamentaler und unausweichlicher Bestandteil des menschlichen Lebens. Der berühmte Wiener Arzt und Psychologe Viktor Frankl geht soweit zu behaupten, dass menschliches Sein zutiefst und zuletzt Passion ist. Demnach gehört es zum Wesen des Menschen ein leidender zu sein – der „Homo Sapiens“ als „Homo Patiens“. So sieht es auch der Philosoph Friedrich Nietzsche, der sagt: „Gesundheit ist dasjenige Maß an Krankheit, das es mir noch erlaubt, meinen wesentlichen Beschäftigungen nachzugehen.“

Nietzsche sagt damit, dass Gesundheit und Krankheit gleichzeitig nebeneinander existieren und hebt hervor, dass es etwas der Gesundheit übergeordnetes gibt. Derselbe Gedanken kommt in den Worten von Heinrich Schipperges zum Ausdruck: „Gesundheit ist keineswegs das höchste Gut, sondern ein vitales Medium zu eigener, kreativer, sinnvoller Existenz." Demnach ist Gesundheit nicht der oberste Wert, sondern es kommt vielmehr darauf an, was der Mensch aus seinem Gesundsein macht.

Sinn im Leben finden

Fragt man Menschen, was für sie das Wichtigste im Leben ist, antworten die meisten mit: Glück – Ich möchte glücklich sein. Für viele Menschen ist Glück das wichtigste Ziel im Leben und das Streben nach Glück ist zu dem großen Lebensmotiv geworden. Dabei fallen die Antworten darauf, was das Leben glücklich macht, von Mensch zu Mensch sehr unterschiedlich aus. Während ein Armer das größte Glück vielleicht in Reichtum sieht, ist es für den kranken Menschen die Gesundheit und für den Einsamen eine liebevolle Beziehung. Glück ist relativ.

Obwohl Glück für viele Menschen das Wichtigste im Leben ist, sind doch ziemlich viele Menschen relativ unglücklich. Das mag daran liegen, das man oftmals genau das als entscheidend für das Lebensglück ansieht, was man gerade nicht hat. Möglicherweise ist der Grund dafür aber auch gerade in dem zwanghaften Streben nach Glück zu sehen. Die Glücksforschung konnte nachweisen, dass wir umso weniger glücklich sind umso mehr wir glücklich sein wollen. Glück ist demnach etwas, das sich uns entzieht, umso mehr wir es wollen.

Das Streben nach Glück ist aus dieser Sicht problematisch und es ist fraglich, ob es als zentrales Lebensmotiv taugt. Der dänische Philosoph Søren Kierkegaard hat einmal gesagt, dass die Tür zum Glück nach hinten aufgeht. Um hineinzukommen, muss der Mensch ein paar Schritte zurücktreten. Auf dieser Grundlage argumentiert Viktor Frankl, dass nicht das Glück das zentrale Lebensmotiv des Menschen sei, sondern was der Mensch aus seiner Sicht wirklich will, ist einen *Grund zum Glücklichsein*. Der Grund des Glücks liegt für ihn in einem sinnvollen Leben. Wenn wir uns um ein sinnvolles Leben bemühen entsteht nebenbei das, was wir Glück nennen. Jedoch ist ein sinnvolles Leben nicht unmittelbar mit glücklichen Gefühlen verbunden. Es kann durchaus eine Zeit längerer Entbehrungen sein oder vielleicht erleben wir nur kleine, flüchtige Momente des Glücks.

Doch was bedeutet „Sinn" eigentlich? Für viele Menschen ist das eine ungewohnte Frage und eine Antwort darauf fällt nicht leicht. Nach der ursprünglichen Wortbedeutung ist „Sinn" mit dem „Einschlagen eines Weges; der Entscheidung für eine Richtung" verbunden. Sinn entsteht demnach, wenn man seinen Weg gefunden hat, wenn man die Richtung kennt, die man einschlagen möchte. Gleichzeitig wird dadurch auch deutlich, dass Sinn nicht statisch sondern dynamisch ist: Sinn ist der Weg, nicht das Ziel. Lebenssinn ist kein Endergebnis, sondern nur im augenblicklichen Lebensvollzug möglich. Es geht um das Sein, nicht um das Haben. Sinn entsteht nur solange ich auf dem Weg bin, solange ich eine Richtung einschlage, für die ich mich entschieden habe. Doch wie findet man die Richtung und seinen Weg?

Eine Richtung bekommt unser Lebensweg, wenn unsere Handlungen auf Werte ausgerichtet sind. Werte beziehen sich auf das, was uns im Leben wichtig ist. Anhand von Werten bilden wir unser Urteil darüber, was moralisch richtig oder falsch ist. Werte sind vergleichbar mit den Himmelsrichtungen, mit deren Hilfe wir die Richtung für unseren Weg bestimmen können. Und ähnlich zu den Himmelsrichtungen sind die Werte an sich niemals erreichbar. Erreichbar sind nur Zwischenziele, zu denen wir auf unserem Weg gelangen können. Beispielsweise ist der Wert „liebevolle Beziehungen" keine feste Errungenschaft. Liebevolle Beziehungen müssen vielmehr täglich erarbeitet und verdient werden. Wir erreichen es nie, eine liebende Person zu sein, so wie wir beispielsweise eine Stadt wie Hamburg erreichen können. Indem wir uns liebevoll verhalten können wir zwar bestimmte Zwischenziele erreichen (beispielsweise die Hochzeit), aber damit ist es ja nicht vorbei. Es bleibt auch nach der Hochzeit eine tägliche Herausforderung eine liebende Person zu sein. Ereignisse und Ziele sind nicht das gleiche wie der Wert, der dahinter steht.

Sinn entsteht demnach durch freies und selbstverantwortliches Tun, das auf Werte bezogen ist. Es ist ganz entscheidend, dass auf eine Selbstbesinnung auch Handlungen folgen. Ein Lippenbekenntnis allein ist nicht viel wert. Dabei ist es wichtig, die wertbezogenen Handlungen von Gefühlen und Gedanken zu unterscheiden. Zwar *haben* wir Gefühle und sie sind wichtig, aber sie machen uns im Kern nicht aus – wir *sind* nicht unsere Gefühle. Gefühle kommen und gehen, so wie Gedanken kommen und gehen. Und wir alle wissen, das wir sehr seltsame und unschöne Gedanken haben können. Verhalten wir uns immer gerade so, wie wir uns gerade fühlen oder was wir gerade denken, dann wir es schwer, ein Leben zu führen, das in Übereinstimmung mit unseren Werten ist. Wenn wir uns beispielsweise nur dann liebevoll verhalten (z.B. respektvoll und rücksichtsvoll), wenn wir liebevolle Gefühle haben, ansonsten aber aggressiv, selbstsüchtig und launisch, werden wir den Wert „liebevolle Beziehungen“ nur schwer verwirklichen können.

Frankl teilt Werte grob in drei Wertkategorien ein. Zum einen sieht er die Möglichkeit persönlicher Sinnfindung in der Verwirklichung schöpferischer Werte; also die Hingabe an schöpferische, kreative Tätigkeiten, wie beispielsweise produktive Arbeiten oder künstlerische Hobbys. Die zweite Kategorie sind die Erlebniswerte, wie Naturerlebnisse, der Genuss von Kunstwerken oder die liebende Begegnung mit einem Menschen. In dem Erlebnis des Schönen, der Wahrheit oder der Liebe liegt eine wichtige Quelle, Sinn im Leben zu finden. Schließlich eröffnet sich Sinn in der Verwirklichung von Einstellungswerten, die darin bestehen, wie der Mensch sich zu einer Einschränkung seines Lebens, zu einem unabänderlichen Leiden, einstellt. Denn auch im Leiden steckt Sinnmöglichkeit, zwar nicht in dem Faktum des Leidens an sich, aber in dem „Wie“ des Leidens, in der Haltung, in der sich der Leidende zu seinem Leid einstellt. Man kann ein Stück Sinn im Leben gerade darin sehen, das eigene Unglück innerlich zu überwinden, an ihm zu wachsen und sich dem Schicksal gewachsen zu zeigen. Es geht um Haltungen wie Tapferkeit im Leiden, Würde auch noch im Untergang und im Scheitern.

Der Sinn im Leid

Oft wird die Frage nach dem Sinn des Lebens dann relevant, wenn wir eine Krise durchleben. Beispielsweise erleben wir einen schweren Schicksalsschlag und fragen, was dieser für einen Sinn haben mag. Viktor Frankl hat auf die Frage nach dem Sinn des Lebens einmal geantwortet, dass diese Frage falsch gestellt sei: „Fragen Sie nicht, was das Leben für einen Sinn hat, denn das ist die falsche Frage. Es ist vielmehr so, dass das Leben uns befragt, und wir sind es, die eine Antwort geben müssen." Demnach gibt es keinen abstrakten Sinn des Lebens, sondern nur einen persönlichen Sinn, der dadurch entsteht, dass wir in einer konkreten Situation eine Antwort auf die Herausforderungen des Lebens finden. Diesen Kerngedanken von Viktor Frankl finden wir auch in einer Szene aus dem Film „Der Herr der Ringe – Die Gefährten" wieder. In den Höhlen von Moria sagt der Hobbit Frodo resigniert zu dem Zauberer Gandalf: „Ich wünschte ich hätte den Ring nie bekommen. Ich wünschte all das wäre nie passiert." Worauf der Zauberer antwortet: „Das tun alle die solche Zeiten erleben, aber es liegt nicht in ihrer Macht das zu entscheiden. Wir müssen nur entscheiden, was wir mit der Zeit anfangen wollen, die uns gegeben ist."

Hier finden wir in Ansätzen eine Antwort auf die schwierige Frage, ob das Leid selbst einen speziellen Sinn haben kann. Das Leid an sich hat keinen übergeordneten Sinn, aber man kann ihm einen Sinn abringen, durch die Art und Weise, wie man es erträgt und was man aus ihm macht. Der Philosoph Karl Jaspers, der Zeit seines Lebens an einer schweren chronischen Erkrankung gelitten hat und durch sie erhebliche Lebenseinschränkungen hinnehmen musste, bekennt in einem Brief: „Meiner Krankheit ganz allein verdanke ich es, dass ich wenigstens etwas zum Nachdenken gebracht wurde." Diesen Grundgedanken können wir bei Friedrich Nietzsche wiederfinden: „Der Mensch, der krank zu Bett liegt, kommt mitunter dahinter, dass er für gewöhnlich an seinem Amte, Geschäfte oder seiner Gesellschaft krank ist und durch sie jede Besonnenheit über sich verloren hat; er gewinnt diese Weisheit aus der Muße, zu welcher ihn seine Krankheit zwingt." Auch für Viktor Frankl, der als Jude das Leid der Konzentrationslager am eigenen Leib erleben musste, liegt in der Annahme von Leid und Schicksal ein Wert und eine Sinnmöglichkeit des Lebens. Er schränkt jedoch ein, dass prinzipiell nur solches Leid sinnvoll sein kann, das wirklich notwendig ist und zugunsten von Werten ausgehalten wird. Wenn Leid vermeidbar und unnötig ist oder zum Selbstzweck entartet, wird es sinnlos und schlägt in Masochismus um.

Oft sind es die leidvollen Momente im Leben, die den Menschen auf sich selbst zurückwerfen und die Fragen nach sich Selbst und dem Wesentlichen dringend machen. Durch Auseinandersetzung mit erlebtem Leid kann eine Sensibilisierung für Sinnmöglichkeiten stattfinden. Beispielsweise hat die Forschung Belege für positive Veränderungen in der Folge traumatischer Erlebnisse gefunden, was als „Posttraumatische Reifung" bezeichnet wird. Viele Betroffene berichten – neben den negativen Folgen – von verschiedenen positiven Veränderungen, wie beispielsweise von einer höheren allgemeinen Wertschätzung des Lebens, tieferen und bedeutsameren sozialen Beziehungen, oder einem sinnvolleren Leben. Dies trifft auch auf viele schwere Erkrankungen zu. Viktor Frankl (2005) zitiert als Beispiel eine Patientin, die unheilbar an einer schweren Lungentuberkulose leidet: „Wann war mein Leben reicher? Damals, als ich (sie war Buchhalterin) furchtbar nützlich war und vor lauter Pflichten nicht mehr zu mir selbst kam? Oder in den letzten Jahren geistiger Auseinandersetzung mit tausenderlei Problemen? Noch das Ringen um die Überwindung der Todesangst, die mich gepeinigt, gehetzt, gejagt hat, in unvorstellbarem Ausmaß – selbst dies scheint mir wertvoller gewesen zu sein, als ein ganzes Dutzend noch so schöner Bilanzen."

Chronische Krankheit bedeutet anhaltenden Verlust. Wenn uns bewusst wird, dass wir etwas Wichtiges für immer verloren haben, werden wir mit der Endlichkeit und Vergänglichkeit des Lebens konfrontiert. Paracelsus sagt, alle Krankheiten spazieren dem Tod nur voraus. Chronische Krankheit konfrontiert uns mit dem Tod. Viele Menschen neigen dazu, Gedanken über den Tod zu vermeiden. Sie sehen im Tod nur Verlust und Vernichtung. Jedoch steckt in dem Nachdenken über den Tod und in der Bewusstheit des Todes die Chance zu innerlichem Wandel und geistigem Wachstum. Die buddhistische Tradition sieht im Tod gar den Schlüssel für den Sinn des Lebens.

Der Tod begrenzt unsere Lebenszeit und führt uns damit vor Augen, dass wir möglichst heute für das leben sollten, was uns wichtig ist. Soll unser Leben eine sinnvolle Gestalt bekommen, müssen seine Grenzen im Blick behalten werden. Der Mensch muss ein Verhältnis zum Tod pflegen, ansonsten hat das Leben nur die Qualität einer Aneinanderreihung von Geschehnissen und Erlebnissen. Der Schriftsteller Max Frisch drückt diese Einsicht in seinem Werk „Homo Faber" folgendermaßen aus: „Du behandelst das Leben nicht als Gestalt, sondern als bloße Addition, daher kein Verhältnis zur Zeit, weil kein Verhältnis zum Tod." Der Tod als Grenze ist der Rahmen für ein sinnvolles Leben.

Obwohl der Tod die Leiblichkeit des Menschen zerstört, wird der Mensch als Mensch durch die Idee des Todes gerettet. Der Tod kann unsere Lebensperspektive verändern und ein wahrhaft authentisches Eintauchen ins Leben fördern. So sagt Peter Noll (1926–1982) in seinen auf Tonband gesprochenen „Diktate über Sterben und Tod“ in dem Wissen um seinen baldigen Tod: „Du wirst gegenüber den zahlreichen Möglichkeiten des Lebens selektiver sein und nicht einfach diejenigen akzeptieren, die konventionell zum Beispiel zur steileren Karriere führen, oder, wenn du schon ziemlich weit oben bist, nicht Amt auf Amt häufen, nur um überall dabei zu sein. Dies ist die vertane, verlorene Zeit, nicht diejenige, die jemand bei einer Frau verbringt oder in Gesprächen mit Freunden. Auf der anderen Seite wirst du weniger Aufgaben auf später verschieben, du wirst nicht ins System passen, nicht übereinstimmen mit dem, was von dir erwartet wird von denjenigen, die das System am Funktionieren erhalten. Zugleich wirst du fragen: Was habe ich vernachlässigt? Was sollte ich mehr pflegen? Was gäbe mehr Sinn? Welche Momente habe ich zu wenig genützt, welche sollte ich mehr nützen?“ So sagt auch der Kirchenvater Augustinus: Nur Angesichts des Todes wird das Selbst des Menschen geboren.

Erst das Bewusstsein um die eigene Endlichkeit gibt der Handlung der Stunde, dem „Sollen“ des Augenblicks, seine Dringlichkeit und Unaufschiebbarkeit, zeigt die Verantwortung dafür auf, was aus der jeweils folgenden Stunde werden soll. So kann der Tod als Motiv für Verantwortlichkeit im Leben gesehen werden.

Die Vergänglichkeit des Lebens vermag dem Sinn und Wert eines Lebens letztlich auch nichts anzuhaben. Denn alles Wirken im Leben kann man verstehen als ein Hineinretten des Möglichen in die Wirklichkeit. Viktor Frankl merkt dazu an: „Wohl ist die verflossene Zeit unwiederbringlich; aber das in ihr Geschehene ist unantastbar und unverletzlich.“ Am Ende des Lebens bleibt und zählt, was von jedem Menschen an Taten, Erlebnissen und Erleidnissen gezeitigt worden ist.

Was ist der Mensch?
Viktor Frankl zum Gedenken an die Opfer des 3. Reiches

Was also ist der Mensch? Wir haben ihn kennengelernt, wie vielleicht noch keine Generation vor uns; wir haben ihn kennengelernt im Lager – im Lager, wo alles Unwesentliche vom Menschen weggeschmolzen war; wo alles fortfiel, was einer besessen hatte: Geld – Macht – Ruhm – Glück – wo nur mehr das übrig blieb, was ein Mensch nicht „haben" kann, sondern was er „sein" muss: was übrig blieb, war der Mensch selbst – verbrannt vom Schmerz und durchglüht vom Leid, wurde er eingeschmolzen auf das Wesentliche in ihm, auf das Menschliche.

Was also ist der Mensch? So fragen wir nochmals. – Er ist ein Wesen, das immer entscheidet, was es ist. Ein Wesen, das in sich gleichermaßen die Möglichkeit birgt, auf das Niveau eines Tieres herabzusinken oder sich zu einem heiligmäßigen Leben aufzuschwingen. Der Mensch ist jenes Wesen, das immerhin die Gaskammern erfunden hat; aber er ist zugleich auch jenes Wesen, das eben in diese Gaskammern hineingeschritten ist in aufrechter Haltung und das Vaterunser oder das jüdische Sterbegebet auf den Lippen.

Letztlich ist das menschliche Leben tragisch. Trotzdem kann der Mensch die Bereitschaft und den Optimismus aufbringen, das Leben zu bejahen und ihm einen Sinn abzuringen. Zuletzt noch durch die Art und Weise wie sich ein Mensch zu einem unabänderlichem Leid oder Schicksal einstellt. Denn die negativen Phänomene des Seins können zwar nicht beseitigt, aber transformiert werden. Der Mensch kann sich darum bemühen, das Aushalten des unabwendbaren Leids als persönlichen Triumph zu betrachten und den Tod als Motiv für Verantwortlichkeit und Sinnerfüllung im Leben zu sehen.

Trotz chronischer Schmerzen sind wir aufgefordert unser individuelles Leben zu leben, unseren persönlichen Sinn zu finden und zu verwirklichen. Wir sollten nicht aufhören zu träumen und unsere Träume zu leben, so gut es eben geht. Wir wollen unseren persönlichen Lebensweg gehen, auch wenn er unkonventionell ist und auf Unverständnis trifft. Dabei der Angst des Lebens ins Gesicht zu sehen und voll Mut das Leben zu lieben, auch unter Qualen lieben. An Glaube, Hoffnung und Liebe festhalten und dem Raum geben, was unser Leben trägt. Denn „Hoffnung ist nicht die Überzeugung, dass etwas gut ausgeht, sondern die Gewissheit, dass etwas einen Sinn hat, egal wie es ausgeht.“ (Vaclav Havel).

Literaturverzeichnis

Albom, M. (2002). *Dienstags bei Morrie: Die Lehre eines Lebens.* München: Goldmann.

Apkarian, A. V., Baliki, M. N. & Geha, P. Y. (2009). Towards a theory of chronic pain. *Progress in Neurobiology, 87* (2), 81–97.

Bear, M. F., Connors, B. W. & Paradiso, M. A. (2009). *Neurowissenschaften: Ein grundlegendes Lehrbuch für Biologie, Medizin und Psychologie* (3. Aufl.). Heidelberg: Spektrum Akademischer Verlag.

Branstetter-Rost, A., Cushing, C. & Douleh, T. (2009). Personal Values and Pain Tolerance: Does a Values Intervention Add to Acceptance? *The Journal of Pain, 10* (8), 887–892.

Breivik, H., Collett, B., Ventafridda, V., Cohen, R. & Gallacher, D. (2006). Survey of chronic pain in Europe: Prevalence, impact on daily life, and treatment. *European Journal of Pain, 10* (4), 287–333.

Butler, D. & Moseley, G. L. (2009). *Schmerzen verstehen* (2. Aufl.). Heidelberg: Springer.

Carter, R. (2010). *Das Gehirn: Anatomie, Sinneswahrnehmung, Gedächtnis, Bewusstsein, Störungen.* München: Dorling Kindersley.

Eccleston, C. (2011). A normal psychology of chronic pain. *The Psychologist, 24* (6), 422–425.

Flor, H. & Hermann, C. (2006). Neuropsychotherapie bei chronischen Schmerzen: Veränderung des Schmerzgedächtnisses durch Verhaltenstherapie. *Verhaltenstherapie, 16* (2), 86–94.

Frankl, V. E. (2005). *Der leidende Mensch: Anthropologische Grundlagen der Psychotherapie* (3. Aufl.). Bern: Huber.

Frankl, V. E. (2006). *... trotzdem Ja zum Leben sagen: Ein Psychologe erlebt das Konzentrationslager* (27. Aufl.). München: dtv.

Gebler, F. A. (2009). *Die existentielle Perspektive in der Psychotherapie.* Schwangau: Quellwasser-Verlag.

Hayes, S. C., Strosahl, K. & Wilson, K. G. (1999). *Acceptance and commitment therapy: An experiential approach to behavior change.* New York: Guilford Press.

Kabat-Zinn, J. (2010). *Gesund durch Meditation: Das große Buch der Selbstheilung* (8. Aufl.). Frankfurt am Main: Fischer.

Kröner-Herwig, B., Frettlöh, J., Klinger, R. & Nilges, P. (2007). *Schmerzpsychotherapie: Grundlagen – Diagnostik – Krankheitsbilder – Behandlung* (6. Aufl.). Heidelberg: Springer.

McCracken, L. M. & Eccleston, C. (2003). Coping or acceptance: what to do about chronic pain? *Pain, 105*, 197–204.

Morley, S., Eccleston, C. & Williams, A. (1999). Systematic review and meta-analysis of randomized controlled trials of cognitive behaviour therapy and behaviour therapy for chronic pain in adults, excluding headache. *Pain, 80* (1-2), 1–13.

Nachemson, A. L. (1992). Newest knowledge of low back pain. A critical look. *Clinical orthopaedics and related research, 279*, 8–20.

Nilges, P. & Nagel, B. (2007). Was ist chronischer Schmerz? *Deutsche Medizinische Wochenschrift, 132* (41), 2133–2138.

Pennebaker, J. W. (2010). *Heilung durch Schreiben: Ein Arbeitsbuch zur Selbsthilfe*. Bern: Huber.

Rinpoche, S. (2010). *Das tibetische Buch vom Leben und vom Sterben: Ein Schlüssel zum tieferen Verständnis von Leben und Tod.* München: Knaur-Taschenbuch.

Seifert, G. (1992). *Lebensqualität in unserer Zeit: Modebegriff oder neues Denken? Referate gehalten auf dem Symposium der Joachim Jungius-Gesellschaft der Wissenschaften Hamburg am 23. August 1991*. Göttingen: Vandenhoeck & Ruprecht.

Tausch, R. (1996). *Hilfen bei Stress und Belastung*. Reinbek bei Hamburg: Rowohlt.

Thich-Nhat-Hanh (1996). *Das Wunder der Achtsamkeit: Einführung in die Meditation* (6. Aufl.). Berlin: Theseus.

Williams, A. C. C. de & Cella, M. (2012). Medically unexplained symptoms and pain: misunderstanding and myth. *Current opinion in supportive and palliative care, 6* (2), 201–206.

Anhang

Empfehlungen zur Vertiefung

Schmerzen verstehen
Butler, D. & Moseley, G. L.
2009 (2. Aufl.)
Heidelberg: Springer

Herausforderung Schmerz. Psychologische Begleitung von Schmerzpatienten
Frede, U.
2007
Lengerich: Pabst

Wenn der Schmerz nicht aufhört: Die eigenen Heilkräfte aktivieren und neue Perspektiven finden
Klinger, C. & Wiedemann, J.
2007
München: Kösel

Hilfen bei Stress und Belastung
Tausch, R.
1996
Reinbek bei Hamburg: Rowohlt

Gesund durch Meditation: Das große Buch der Selbstheilung
Kabat-Zinn, J.
2010 (8. Aufl.)
Frankfurt am Main: Fischer

Das Wunder der Achtsamkeit: Einführung in die Meditation
Thich-Nhat-Hanh
1996 (6. Aufl.)
Berlin: Theseus

Achtsamkeit – Entscheidung für einen neuen Weg
Burkhard, A. & Stern, J.
2011
Stuttgart: Schattauer

Heilung durch Schreiben: Ein Arbeitsbuch zur Selbsthilfe
Pennebaker, J. W.
2010
Bern: Huber

Imagination als heilsame Kraft: Hör-CD mit Übungen zur Aktivierung von Selbstheilungskräften
Reddemann, L.
2003
Stuttgart: Klett-Cotta

Dienstags bei Morrie: Die Lehre eines Lebens
Albom, M.
2002
München: Goldmann

Trotzdem Ja zum Leben sagen: Ein Psychologe erlebt das Konzentrationslager
Frankl, V. E.
2006 (27. Aufl.)
München: dtv

Einführung in die Philosophie: Zwölf Radiovorträge
Jaspers, K.
2004
München: Piper

Das tibetische Buch vom Leben und vom Sterben: Ein Schlüssel zum tieferen Verständnis von Leben und Tod
Rinpoche, S.
2010
München: Knaur

Adressen

Deutsche Schmerzliga e. V.
Adenauerallee 18
D- 61440 Oberursel
www.schmerzliga.de

Deutsche Schmerzhilfe e. V.
Sietwende 20
D- 21720 Grünendeich
www.schmerzhilfe.de

Deutsche Rheuma-Liga Bundesverband e. V.
Maximilianstraße 14
D- 53111 Bonn
www.rheuma-liga.de

Deutsches Grünes Kreuz e. V.
Schuhmarkt 4
D- 35037 Marburg
www.dgk.de

Deutsche Gesellschaft zum Studium des Schmerzes e. V.
www.dgss.org

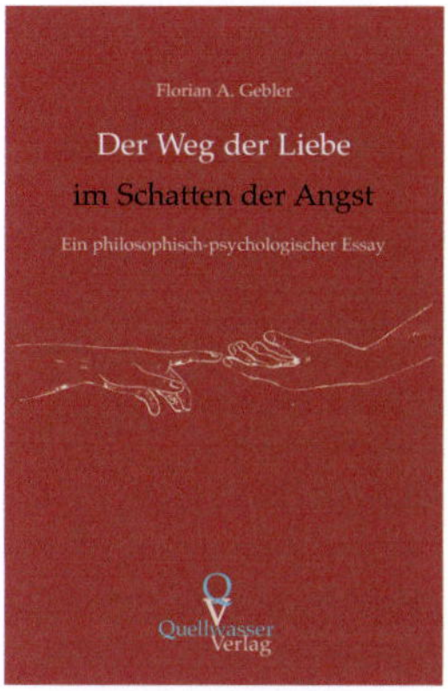

Florian A. Gebler

Der Weg der Liebe
im Schatten der Angst
Ein philosophisch-psychologischer Essay

Softcover
2009 (2. Aufl.); 72 Seiten
ISBN 978-3-939641-00-1
€ 7,90

Liebe und Angst sind Urphänomene, die das menschliche Leben wie Grundkonstanten durchziehen und uns stets begleiten. So zum Beispiel, wenn von der „Grundstimmung der Angst" in Deutschland die Rede ist, oder wenn Papst Benedikt XVI. die Liebe zum Thema seiner Enzyklika macht. Aber was bedeuten Angst und Liebe eigentlich für uns und unser Leben? Angst ist der ständige Appell des Lebens an uns, die Liebe unsere mögliche Antwort. Angst bedrängt uns, in der Liebe öffnen wir uns. Angst ist Einsamkeit, in der Liebe finden wir uns selbst, finden den Anderen und werden von ihm gefunden.

Dieser Essay mit seinen skizzenhaft anmutenden Gedanken soll die Leserinnen und Leser zum Weiterdenken anregen; er ist mit der Hoffnung verbunden, Herausforderung zu sein, den „Appell des Lebens" vernehmen zu lassen – und den Mut zur Liebe zu fördern.

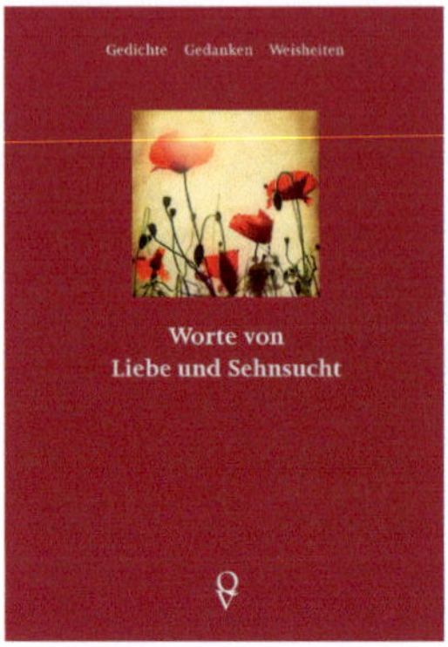

Florian A. Gebler

Worte von Liebe und Sehnsucht

Gedichte, Gedanken, Weisheiten

Mit 27 farbigen Bildern (Hardcover)
2010; 76 Seiten
ISBN 978-3-939641-02-5
€ 22,90

„Worte von Liebe und Sehnsucht" beinhaltet Gedichte, Gedanken und Weisheiten von bekannten Künstlern wie Erich Fried, Hermann Hesse oder Johann W. v. Goethe, aber auch von neuen Autoren.

Es sind Worte die berühren, gut tun oder nachdenklich machen. Vom Licht und Zauber, aber auch vom Schatten der menschlichen Begegnungen und der Liebe.

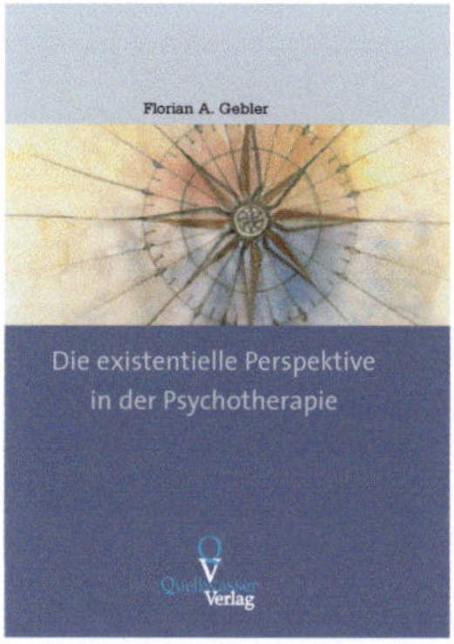

Florian A. Gebler

Die existentielle Perspektive in der Psychotherapie

Softcover
2009; 188 Seiten
ISBN 978-3-939641-01-8
€ 22,90

Während die „Existentielle Psychotherapie" eher eine Randerscheinung in der modernen, wissenschaftlich orientierten Psychotherapie ist, kann die existentielle Perspektive eine hilfreiche und notwendige Ergänzung in einer integrativen Psychotherapie sein. Die existentielle Perspektive zeichnet sich in erster Linie durch eine bestimmte Haltung gegenüber dem Menschen aus und durch eine Sensibilität für bestimmte Themen wie Tod, Leid, Freiheit, Verantwortung und Werte.

Dieses Buch verdeutlicht die Bedeutung der existentiellen Perspektive für die Psychotherapie und vermittelt die Grundlagen einer „existentiellen Psychotherapie". Dabei geht es insbesondere um das Menschenbild und damit um die Themen Freiheit, Verantwortung und Lebenssinn.